危险！

超人父母应急手册

每个家庭都需要的儿童安全百科

[法]内奥米·希尔博　著　[法]路易松　绘

顾珏弘　译

民主与建设出版社

·北京·

© 民主与建设出版社，2022

图书在版编目（CIP）数据

危险！超人父母应急手册 /（法）内奥米·希尔博著；
（法）路易松绘；顾珏弘译 . -- 北京：民主与建设出版
社，2023.1

ISBN 978-7-5139-3876-1

Ⅰ .①危… Ⅱ .①内… ②路… ③顾… Ⅲ .①婴幼儿
—伤亡事故—急救—手册 Ⅳ .① R720.597-62

中国版本图书馆 CIP 数据核字 (2022) 第 102650 号

版权登记号：01-2022-4655

危险！超人父母应急手册
WEIXIAN CHAOREN FUMU YINGJI SHOUCE

著　　者	［法］内奥米·希尔博	
绘　　者	［法］路易松	
译　　者	顾珏弘	
责任编辑	王　倩	
特约编辑	黄　黉　徐　星	
封面设计	李　化	
出版发行	民主与建设出版社有限责任公司	
电　　话	（010）59417747　59419778	
社　　址	北京市海淀区西三环中路 10 号望海楼 E 座 7 层	
邮　　编	100142	
印　　刷	北京雅图新世纪印刷科技有限公司	
版　　次	2023 年 1 月第 1 版	
印　　次	2023 年 4 月第 1 次印刷	
开　　本	880 毫米 ×1230 毫米　1/32	
印　　张	6.5	
字　　数	116 千字	
书　　号	ISBN 9787-5139-3876-1	
定　　价	78.00 元	

注：如有印、装质量问题，请与出版社联系。

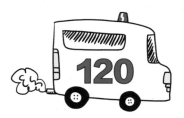

目录

引言

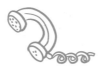

第一部分
如何求助

第二部分
家庭常见意外的预防与处理

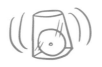

第三部分
重病还需重药医

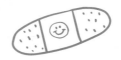

第四部分
创伤后的应对

引言

我们都希望自己成为洒脱的父母，让孩子自由地成长与体验生活，不会因为他们的一声咳嗽、蹦跳打闹或者突然摔倒而过度紧张。但事实上，我们要么过度"佛系"，要么过度紧张。如果没有很好地掌握恰当的急救知识，当意外发生时，我们往往很难正确地应对。也许您认为用老一辈的方法就能很好地处理经常发生的小意外，但事实上，在烫伤处涂上牙膏、对误食有毒物品的孩子进行催吐，这些是最不明智的做法！很吃惊吧？所以，快摒除那些陈旧观念吧！

其实，科学应对孩子在家中遇到的意外，并没有想象中那么难，不需要您拥有三头六臂，更不需要去完成长达十年的医理学习，只需要您听取一些实用的建议，掌握一些简单的技巧即可。这一切，都可以在这本书中找到！

超人父母的小窍门

参加具有针对性的急救培训是十分必要的。学习并且定期复习这些技巧避免遗忘也是非常重要的，尤其是当我们已经为人父母，或者即将成为父母的时候。

1. 学会急救的重要性

在家中发生意外，是 5 岁以下幼儿死亡的首要原因。从法国的统计数据来看，急救的最佳时间是在意外发生后的 13 分钟内。您在这段时间内的做法，决定了您能否挽救孩子的生命！第一时间做出科学应对，可以避免许多因为呼吸道堵塞或是外出血造成的后遗症的产生。此外，如果施救及时，伤病儿童（当然也包括成人）的生存概率也会大大增加。因此，提高个人的急救意识至关重要，而公共部门提供急救知识培训的意义更是不言而喻。

与世界其他国家相比（尤其是丹麦、挪威、加拿大、以色列、德国等），法国在急救培训方面比较落后。事实上，只有 15% 的法国人接受过急救培训。但是在北欧国家，这一比例高达 80%~90%。这并不难理解，因为这些国家的人在很多时候都需要接受急救培训，比如在学校学习、参加驾照考试、接受工作培训等时期。想想看吧，如果孩子周围有很多接受过急救培训的人，那么日常生活中可以避免多少意外伤害！如果我们每个人都时刻有所准备，又会有多少生命能因此获救呢！

2. 急救对象的区分

某些急救方法应当与伤者的年龄段相适应。尽管急救的总体原则是一致的，但具体施救方法应该根据对象是成人、儿童还是婴儿而有所区别。同样，成人与婴儿身上发生危险的迹象也并不

聚 焦

急救在法国——自 2015 年恐怖袭击以来

2015 年 1 月和 11 月的恐怖袭击[1]发生后，许多法国人意识到，自己在面对严重的伤情时并不能做出科学应对。此后，人们越发认识到，每个人都应当接受急救培训，以便在自己和他人遇到伤害时能够互相帮助。面对日益严重的恐怖袭击威胁，家长们也意识到需要对潜在的危险保持警惕，并通过有效的训练，获得应对危险的必要能力。

2016 年 7 月 29 日，法国政府发布通知，要求全国的学校开展"恐怖袭击应对演习"。2016 年 5 月，政府又颁布《国家共同利益备忘录》，要求各界"采取有效行动"，并建议相关单位提供为期两小时的急救培训。

同时，一份关于开展急救知识普及工作的建议书于 2017 年 4 月被提交至法国政府，该建议书旨在使 80% 的法国人接受急救培训。

1　译者注：2015 年 1 月 7 日，法国《查理周刊》巴黎总部遭遇武装分子袭击。同年 11 月 13 日，巴黎发生一系列恐怖袭击事件，造成众多人员伤亡。

总是一致的，特别是不会说话的婴儿，他们身上的危险迹象有时几乎难以辨认。

在急救领域，我们把 0~1 岁的孩子称为婴儿，1~8 岁的孩子称为儿童，8 岁以上的孩子则与成人同等对待（主要根据其体形外观进行判断）。

这种年龄区分法仅供参考，具体的施救方法应当根据儿童的身体特征（主要以身高和体重）进行调整。这也是本书对于婴儿、儿童和成人采取不同施救手法的区分依据。

3. 避免意外的三条原则

至此，您对急救已经有所了解，这是一个很好的开端。但在培训开始之前，我们要先介绍三条避免意外的原则。

解释说明危险

我们不可能把孩子放在透明无菌的玻璃罩里，为他们营造一个完全安全的环境，也无法为他们预知一切危险。总之，我们无法做到掌控一切。因此，我们最好提前给孩子作出对各类危险的解释说明。与其禁止孩子们做这做那，倒不如直接告诉他们触摸电源插座或者煤气灶上的锅子会有什么危险。根据一项著名的科学育儿定理，对孩子们提出禁令反而会激发他们的逆反心理，让他们更想去尝试！例如，禁止孩子打开壁橱会让他们觉得壁橱里藏着好东西，从而更想去尝试打开。禁令从来都具有某种神秘而诱人的魔力。因此，最好是通过一些具有说服力的解释说明来代替禁令。

教会孩子如何安全行动

举个例子，您可以向孩子演示如何安全上下楼梯，在小时候就教会他们游泳或者如何利用门把手开门，而不是用手直接抓住门的侧面去开门。

树立榜样

孩子学习日常生活的过程也是大量模仿父母做法的过程。正是通过这种模仿，他们得以成长，并且学会相应的行为。所以作为成人，我们应当避免一些不恰当的举动（在私下悄悄做也不行）。例如，避免徒手同时拿几个杯子或者舔食刀刃上的食物残渣，防止孩子们进行模仿。如果年龄大点的孩子看到我们煮东西时总是把锅子的把手朝向墙壁一侧，那么，他们第一次独自煮面条的时候也会模仿这样的行为。

4. 本书的目标读者

本书写给一切有需要的读者，无论是出于个人原因、职业要求还是社会公德考虑，学习急救知识都值得肯定。

如果您已经有孩子

亲爱的家长，您是否知道，每天都有孩子因在家中发生意外事故而死亡或是留下后遗症？孩子们都是"小小探险家"，对周围的一切总是充满好奇。但是，2~5岁的孩子不具备任何危险意识，需要父母为他们提供保护和教他们预防危险。您是否了解如何防范这些风险，以及在危险情况下应当如何应对？也许您曾经经历过紧急情况，知道应该提高风险意识。如果您也认同真正的危险是对一切无动于衷，那么现在，您就该为各类潜在的危险做好准备了！请告诉自己，解决之道就在您自己手中！在本书中，我们将介绍各类创伤的预防、处理以及急救的相关知识！

如果您即将为人父母

将要为人父母的您，一定正沉浸在新生命即将到来的喜悦之中。但是成为父母并不是件容易的事。对于这个新生命，您自然会视若珍宝，但需要为此承担的责任也随之而来，这时候您也许会告诉自己：是时候学一学急救知识了。您一定已经参加过关于新生儿的培训课程，听取了许多育儿建议，但应该还没有获得过急救的相关知识吧！您很快会意识到，家里和户外一样，各种危险一触即发。但是如果能提前做好防范，那么即使意外突然发生，您也能够轻松应对。尽管我们往往很不愿意承认，但事实上家庭中确实极易出现意外，因此而死亡的 4 岁以下儿童的数量甚至超过了交通事故！所以，请不要再犹豫：立刻反复阅读您手上的这本书，做好急救知识储备！

如果您有某种特别的焦虑

在经历过不幸，或是听说了亲朋好友的不幸遭遇，或是阅读完某个社会新闻之后，您是否会担心类似的事情也会发生在自己身上，并因此感到焦虑呢？不管您担心也好，害怕也好，重要的是，当您身处紧急情况时要知道如何应对。了解相关知识可以帮助您减轻压力。举个例子来说，大部分参与我们工作室活动的妈妈都有同样的感受：她们坦言，自己并不知道该如何应对窒息情况。其实，只要学会了正确的急救方法，并且进行实战训练，就可以很大程度地放下心来。

如果您是一位富有责任心（或是付出型）的祖父母

如果您是一位幸福的祖父，拥有一个或几个孙辈，那您一定十分乐意让孩子们来家里玩。您应该对照顾孩子相当在行，因为您已经有过照看小孩的经历。但是，您的房子安全吗？在发生意外时，您是否知道应该如何应对？不必担心，我们会在本书中详尽地解答您的问题。

如果您是位奶妈或者临时保姆

照料孩子的时候，学会急救非常重要，只有这样，才能在救援人员到来之前科学应对各种紧急情况。另外，如果您是育婴保姆，参加急救培训更是获取职业资格的必要环节。但是，如果不进行经常性的练习，这些方法有可能很快就会被遗忘。幸运的是，本书会帮助您进行巩固提高，为您提供有力的支持。

如果您是位"佛系"家长

您是那种冷静的人，在面对日常危险时，能够很好地控制自己。如果想要保持这种一贯的冷静，就必须懂得如何评估危险，以保障小毛头们生活环境的安全，还要学会在危险情况下迅速应对。除此之外，还有什么比当一位懂得处理各种小伤口的家长更酷的呢？

如果您梦想成为英雄

克林特·伊斯特伍德曾经使用海姆立克急救法救人，阿诺德·施瓦辛格也曾在夏威夷海边救过一个溺水的游客，哈里王子在马球比赛中挽救了一位坠马昏厥的参赛选手——您也可以像他们一样对危险情况迅速做出反应！

如果您没有时间或尚未参加培训

成为父母后，想要拥有一段自由的时间或是放下孩子出去走走，简直就像去舔自己的肚脐一样——几乎不可能，除非您是杂技演员！但其实，您不用费力从繁忙的日程表里找出一段空闲时间去参加培训，解决之道就在您眼前：等孩子们入睡之后，读一读我们这本急救超级指南。

现在，看您的了！仔细阅读整本书的相关内容，读完本书，不妨报名参加一个急救培训或是加入相关社团。之后，无论是何种日常意外，您都能从容应对。

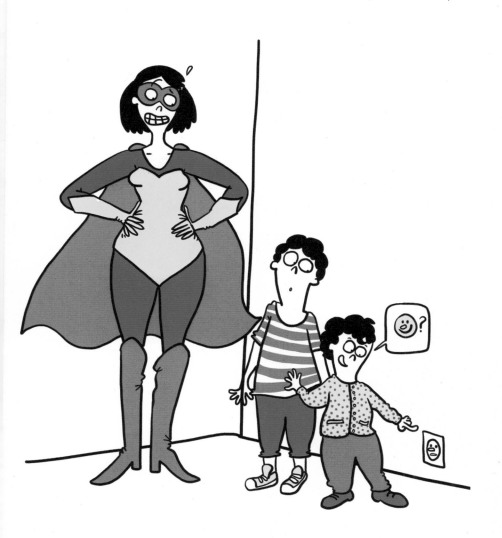

第一部分
如何求助

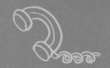

　　在学习急救之前，必须懂得如何联系求助，否则就是做无用功。为什么呢？因为我们是整个急救链的第一环，直到救援服务到达后才能进行第二环。无论在我们看来孩子的身体状况如何，都必须由专业人士进行评估，而在救援人员到来之前，初步的急救依然是必需的。请放心，如果我们在现场不知所措，联系的救援人员可以在电话中对我们进行救援分解动作的指导。

　　因此，要想争取时间让救援人员尽快介入，最为首要的就是进行准确、有效的求助。

　　当意外发生时，您知道拨打哪个号码吗？是联系儿科医生、您的母亲还是最好的朋友？对于救护人员，您又应该提供哪些信息呢？

第一章
一起来记紧急求助号码

您 不需要像电影《雨人》中的角色那样拥有超强的记忆力，因为我们只需要记住三个号码[1]：120、119、112。但实际上，很多人并不知道这些号码。也许用这几个数字去买个彩票就能记住了……

如果您已经知道这些号码，那再好不过了！现在，您可以把它们告诉周围的人，包括成人和儿童。告诉您的孩子，如果有人感觉不舒服或者失去意识，应该尽快拨打上述号码。如果孩子们年龄足够大，告诉他们如何拨打这些号码，并且把号码记到一个容易拿到的备忘录上。这里有个发生在上卢瓦尔省的小故事，一个3岁的小男孩看到母亲晕倒了。当时只有母子二人在家，男孩马上打电话给消防队，他的冷静给队员们留下了深刻的印象。的

1　编者注：原文的三个号码为15、18、112，分别是法国的紧急医疗救护电话和消防队电话，以及欧洲急救电话。此处根据国情，紧急医疗救护电话改为120，消防队电话改为119。下文同。

确，让这么小的孩子接触电话不太好，但他们对新科技的熟练运用在类似的情况下是非常有用的，作为大人，我们应当承认这一点！

现在，我们已经知道了这些号码，那么您知道它们分别对应何种服务，以及应在什么情况下拨打吗？

1. 紧急医疗救护 120

如果您的孩子有紧急医疗救护需求，例如出现身体不适、失去意识、咽喉疼痛、呼吸困难、中毒等症状，请拨打 120。

急救电话会由专人接听，即所谓的"医疗助理"。他们会根据所提供的信息，把电话转接给专门的医生，然后根据病情的严重程度决定是否派遣紧急医疗队。如果急救中心决定派出救护车，医生也会跟车随行。除了提供急救以外，拨打 120 还可以获得医疗建议。

我们可以举卡蒂亚的例子。她才 6 个月的小宝宝发高烧，并且咳嗽得厉害。尽管已经服用了扑热息痛，但体温并没有下降。于是卡蒂亚打电话给急救中心，寻求医疗建议。急救中心建议她前往最近的医院进行治疗，因为小宝宝有患毛细支气管炎的危险。卡蒂亚告诉我们，急救中心的建议让她松了好大一口气。于是她立刻将小宝宝送去医院，医生诊断的确为支气管炎，并要求住院治疗。

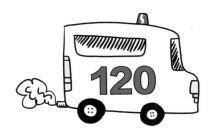

因此，在不确定病情并想要获得医疗建议的情况下，无须犹豫，请立刻拨打 120！

2. 消防队 119

要知道，消防员负责的并不仅只是灭火。身着消防制服的他们还拥有急救员证书！消防员们不仅参与上门及户外救援，还参与煤气泄漏、火灾、地震、道路交通事故等意外救援，而且消防员们虽不是医生，但有时会有带医生的车辆随行。

3. 欧洲急救电话 112

在旅途中，这个号码非常实用，它在全欧洲通用。和其他大部分欧洲国家类似，该号码与法国国内的专门急救号码同时使用，但部分国家将它作为主要的急救号码。此外，该号码也在欧洲以外的一些国家使用，例如南非。

这个号码非常便利，桑德拉向我们讲述了最近假期发生的故事。去年夏天，她和丈夫、两个孩子——本和阿莱克斯一起去意大利旅行。在罗马，他们一起去了万神殿，阿莱克斯崴了脚没法行动。桑德拉想起

曾经在某本杂志上看过关于急救的文章，记起文章中提到了欧洲急救电话，于是立刻拨打了它。她不会说意大利语，但是电话那头也提供法语服务。桑德拉用法语描述了他们的情况和所在的位置，并要求意大利方面提供急救服务。相关人员根据桑德拉提供的信息很快赶来救助。

在欧洲任何国家，游人都可以通过拨打这一相同的急救号码获得服务，这免去了专门记忆或在欧洲不同国家临时查找急救电话的烦恼。

超人父母的小窍门

* 我在冰箱上贴了备忘录，上面有各种紧急救助的号码、我的电话号码、我的详细地址（包含进入公寓的各类密码）。这并不是因为我的记忆力差，而是如果临时照看孩子的保姆没记住急救号码或公寓门控密码，查找备忘录就能轻松解决问题。这对我来说也是有用的，因为在遇到突发情况的时候，人可能会因受到惊吓而忘记昨晚刚换的门控密码！

* 我不擅长记数字，所以我只记一个紧急救助号码。这不要紧，因为所有紧急救助号码之间都可以互相转接。

* 在必要的情况下，我可以用固定电话、公共电话亭（如果现在还有的话）或手机直接拨打紧急救助号码，即使手机没有信号或套餐欠费同样能够打出去。

最后，还有一个好消息：所有的紧急救助电话均免费，而且所有来电都会被标记并接听。

备忘录
贴在冰箱上

紧急医疗救护

消防队

欧洲急救电话

电话：_____

_____

地址：_____

_____

_____

密码：_____

对讲机：_____

大楼：_____

楼层：_____

第二章
打电话呼救

知道急救号码只是第一步，在发生严重紧急事故的情况下，该如何描述险情呢？想象一下，急救中心接到这样的一个电话："您好，我在一家新开业的餐厅里。他们的汉堡做得很棒，他们甚至还建议我周六中午在这里办孩子们的生日会。但是，有个正在庆祝 8 岁生日的小女孩被薯条噎住了。"

您不觉得某些细节太多余了吗？为了让险情描述更加清晰，我们将给您一些建议，说明需要向急救人员提供哪些具体信息。

1. 谁来呼叫急救

最理想的情况是一个人打电话，同时另一个人进行急救操作。如果情况需由第三者转述，那么将所有信息告诉他，然后让他确认情况是否已经完全说清楚，并且确认救护人员是否正在赶来的路上。如果您是一个人，那么请打开电话的免提功能进行呼救，同时进行急救操作。您要尽可能地保持冷静，努力达成救援目的。不要为一些无关紧要的细节浪费时间。在打电话的过程中，急救服务人员在必要情况下可能会向您提出一些问题。

超人父母的小窍门

如果有其他人在场，我会让其协助急救人员，带着他们快速找到伤者，以便节省时间，尤其是当入口或路线不好找的时候。例如，如果一栋大楼可以从多个门厅进入，我会派一个人去迎接急救人员，帮助他们快速找到事发地点，以免因为走错楼梯而浪费时间。

2. 如何描述险情

最重要的是，尽量不要慌张。我们也知道这一点往往说起来容易做起来难，特别是当自己的孩子出事时。但毫无疑问，您的表述越是清楚，急救服务就越是能够快速地介入。要努力控制好自己的情绪，提供下列信息。

1）提供您的电话号码

如果通话中断，急救服务机构可能需要再次与您取得联系。当然，与 20 世纪 80 年代不同，现在到处都有来电显示。但如果打电话的是一名无法等在原地的目击者或者其手机电量不足，还是应当向对方提供另一个可以联系的号码，以便对方能够再次联系求助者。

2）给出您的确切位置

　　可能我们会认为，急救人员都是超级英雄，他们拥有超能力，能够进入任意一栋大楼。但现实可能会让您失望，我们必须

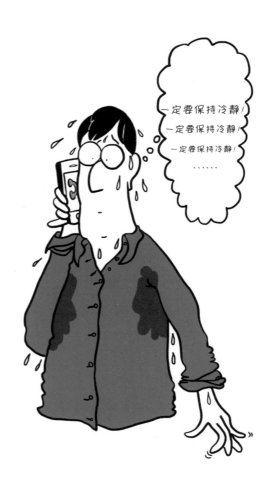

向您指出，这种无所不达的超能力并不存在！因此，说清地址、楼号、对讲机号码、电子门控密码、楼层、门牌号和其他有用的标志性信息是十分重要的，这能够让救援人员在最短的时间内赶到伤者的身边。

3）说明问题的严重程度

说明当时的情况（意外或是疾病），您的身份（伤者或是目击者），伤者的数量、年龄、状况，是否接受了紧急处理，是否已进行急救操作，危险情况是否依旧持续，等等。在等待救援人员到来的过程中，救助机构会给出建议和指导。因此，听清楚建议并据此操作是非常重要的。

超人父母的小窍门

＊我会提前把各类紧急救助号码存到手机里，这样打电话的时候更方便。

＊我打电话求助的时候，会打开免提。这样可以腾出手做心脏按压，或者根据电话中的救助指导展开急救。

当拨打求助电话时，绝不能忘了另外一件事：切勿先挂电话，一定要等到对方同意之后再挂，避免遗漏重要信息或对方还未说明的内容。

3. 电话的另一头

接线员可能会就我们所处的实际情况提出其他问题，以便更好地帮助孩子，更好地进行介入。

在必要的情况下，电话会转接给医生，让我们和医生直接进行对话。根据情况的紧急程度和严重程度，对方会给出一些医学建议或者派出医疗救护车。

救助的速度和方式取决于我们所提供信息的完整和准确程度。这些信息也决定了应当由消防员、医生还是紧急医疗救护人员参与介入。

总 结

如何进行紧急求助？

拨打 120、119 或者 112。

提供**您的电话号码**、**您的确切地址**，说明问题的**严重程度**。

例子：

您： "您好，我的号码是 06 10 20 30 40，我住在巴黎 20 区急救路 8 号。门禁密码是 12A34。您穿过院子，A 大楼就在右手边，乘电梯上 2 楼，右手边的门就是。现在我身旁有一个 7 岁的男孩：右前臂被剪刀割伤了，流了很多血。我用手压住了他的出血位置，然后把他放平了。他意识清楚，血也止住了。我现在该怎么做？"

急救中心回答： "继续按住出血位置，不要松开，把孩子放平。给他盖上毯子，安抚他的情绪，情况一有变化立刻联系我们。我们会派一辆救护车，您现在可以先挂电话了。"

第二部分

家庭常见意外的
预防与处理

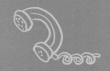

　　跌落、窒息、溺水、中毒、烫伤被称为"家庭常见意外"或者"日常生活常见意外"，是5岁以下儿童的首要致死原因，它们完全可以通过我们的建议进行规避。如前文所述，作为成年人的我们，有责任让孩子们学会评估危险，向孩子们解释什么是危险情况，并教会他们如何正确地应对，这些都可以通过举例子加以说明。除了确保时刻看护之外，还有一种有效的预防措施——对家中环境进行改造，预防意外发生。但要注意，一定要确保适度，不需要把房子各处包上软垫，把家里变成"精神病院"！比起把住所变成疯人院，有许多更为简单的方法可以保障家里的安全。所以，赶快阅读下文，改造身边的环境，以达到最佳预防效果吧。首先，我们来仔细梳理一下周围环境中存在的安全隐患，要像为我们的小毛头清除虱子一样细心哦！

仔细观察这座房子，里面充满了危险！

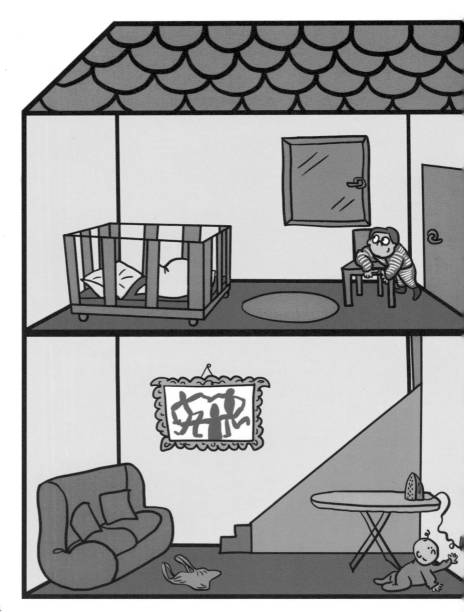

您能把它们都找出来吗？看您的了！（答案请见第 194 页）

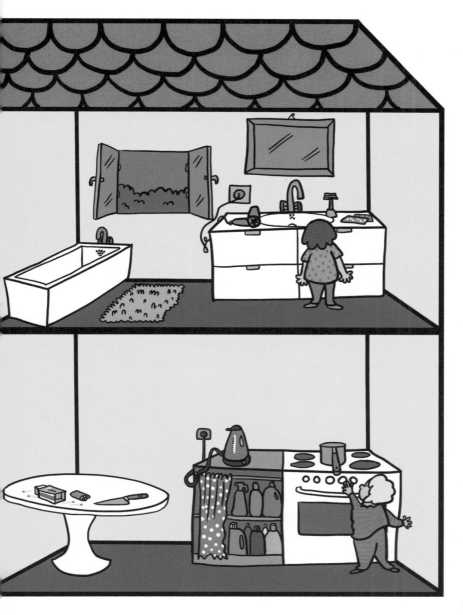

第一章
小心跌落与撞击

"**崩**""乓""砰""啪啦"！这是跌落时发出的声音。一次撞击或跌落可能引起各类创伤，如骨骼损伤（骨折）、关节损伤（扭伤或是脱臼），甚至是内脏损伤。撞上桌角、扭伤脚踝、从踏板车上掉落或鼻子遭到重击都会造成不同程度的损伤。

大部分创伤对于孩子来说并不会有严重的后果，这点值得庆幸，诸如孩子没站稳，鼻子撞到地上这类事件。但有一部分会导致剧烈的疼痛、行动困难、触及部位肿胀或是骨骼错位，有的还可能引发神经系统、呼吸系统或是血液循环系统问题。虽说大部分小伤都无关紧要，但一些严重的创伤是应当避免的。因此，请遵从我们"防撞击小组"的建议。

1. 预防撞击

避免在家中发生撞击

摔伤占事故总数的 60%，而家里是大部分摔伤或撞击事故的发生地。我们的小天使会探索家中各个细微的角落，往各个危险的地方横冲直撞。他们对于周围的危险并没有概念，每时每刻都需要监管。若无监管，则应当将其置于安全的环境中，保证他们不会受伤（例如他们的活动小围栏或小床）。注意保持谨慎、预防事故的发生、分析环境中潜在的危险。

安全用餐

到了吃饭时间，所有的小孩——或者说几乎所有的小孩都会坐到婴儿座椅上。小婴儿其实比我们想象得更快、更灵活，如果他们决定从小椅子上爬出去，可不会事先告诉我们！我们的"防撞击小组"建议您时刻为小宝宝系好安全带，以免掉落。"防撞击小组"还建议您在椅子周围留出足够的空间，以免小宝宝靠着墙壁晃动椅子，或者抓到其他危险物件。

尼古拉向我们讲述了他曾经被小维克多吓到的故事。小维克多只有 14 个月大，平时总是很乖地坐在婴儿座椅上吃饭。那天，尼古拉起身去冰箱里拿儿子的甜食。等转回身时，他看到维克多正试着爬出他的婴儿高脚椅。这个画面足足持续了 15秒，尼古拉惊出一身冷汗，差点就发生一场灾难！这位爸爸告诉我们，自此他明白了系好椅子安全带的重要性，从此再也不需要他人提醒了。

　　如果您不知道应该买哪款椅子，大可以向有孩子的朋友征求意见，他们可以与您分享经验。婴幼儿用品商店的营业员也可以成为优秀的建议提供者。为了更好地做出选择，您还可以上网查阅家长们对于产品的评论。如果您喜欢那些代代相传的复古儿童座椅，需要注意，它们已经不符合现今的安全标准（欧洲标准EN 14988），而且往往不配有安全绑带。

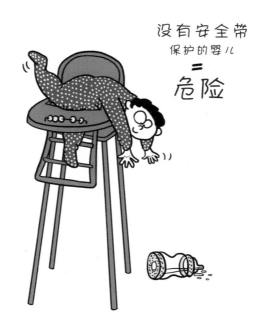

超人父母的小窍门

我有一个可以装到成人座位上的婴儿椅，可以很大程度地节省空间。我的婴儿椅还带有一个可以收纳的小板，可以用作小餐桌，避免小宝宝被撞伤弄疼。

◎ 在安全的环境里为婴儿换尿布

换尿布台的高度是一把"双刃剑"。对于大人来说，它的高度可以让您在换尿布时不必弯下腰，但对于小宝宝来说，却是一个危险的因素，甚至还不如在地上换尿布安全！说到预防掉落，最重要的原则是切勿让小宝宝脱离掌控，即使他还不会翻身。因为他们并不会提前通知你，说不定在哪个瞬间他们就会像包春卷一样翻滚一圈，给您来个大大的惊喜！相关统计数据表明，法国每年有 150 ～ 200 起在换尿布台上发生的掉落事故，大部分是 5 ～ 12 个月大的婴儿。所以，我们的一个不留神，就可能导致事故发生。

为了预防这一危险的发生，可以在给小宝宝换尿布或是做清洁的时候，提前在周围准备好必需用品：尿布、护理用品、换洗的衣物等。在必要的情况下，可以对照检查表。如果没有考虑周全，把袜子遗忘在抽屉里或是需要补充其他物品，应该怎么办？把小宝宝抱在怀里，一起去拿！与承担风险相比，多花点时间和力气算得了什么。您还可以利用这一小段时间抚摸小宝

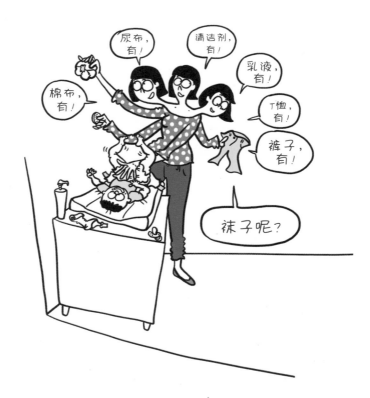

宝：因为他们很快就会长大！如果您需要俯身去收拾尿布或者其他东西，也要确保有一只手放在小宝宝身上。

这里，"防撞击小组"告诉你们一个有针对性的小建议，可以最大限度地确保换尿布时小宝宝的安全：把换尿布台支在角落里，这样能最大限度地降低掉落的危险——至少做到一面靠墙。

对换尿布台采取的保护措施，同样适用于成人床或沙发：千万不要把小宝宝单独放在上面，即使他们正在熟睡，即使因为他们太小还不能移动或者翻身。也不要用坐垫来防止宝宝滑动——这并不管用，而且会增加危险：一方面它们会掉落；另一方面可能会导致小宝宝窒息。

如果您曾有过上述危险操作，不用太过内疚，因为您并不是唯一这么做的家长，更何况，没有人是完美的！但是从现在起，摒弃这些危险做法。

◎ 桌子包角

当小宝宝开始挪动、爬行或者跑跳的时候，请在家具角上装上防护包角。这是很有帮助的，因为孩子在移动过程中还不灵活，家具的各个尖角更容易对他们造成伤害。有了包角之后，孩子的眼角、额头可以避免受伤！

您是不是不喜欢那些包角，并且觉得它们容易掉落？那么，您或许可以用海绵或者橡胶垫把桌角包起来。塔蒂阿娜就是这么做的，除了桌角之外，她甚至还把玻璃矮桌的切边包了起来。对于装饰爱好者来说，如今还有许多其他的安全措施，它们并不破坏室内环境的和谐。例如，可以为桌子配上透明的包角或者彩色的贴垫。

◎ 地面障碍物

从学会走路开始，小宝宝就会在家里到处走动，之后还会跑起来，来来回回，速度甚至比您都快。如果您没有把他们培养成障碍赛跑冠军的想法，就不要让他们把玩具和其他物品扔得满地都是，当然，还包括电线。另外，如果您的地毯比较薄，可以考虑在下面放上防滑垫。如果您用的是厚地毯，那么请把它拿走，以防孩子被它绊倒——若是不凑巧，小宝宝会摔得很疼，而且非常危险。

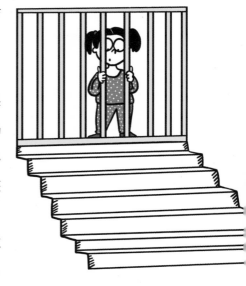

◉ 楼梯

您的小不点喜欢在台阶上爬上爬下，然而不幸的是，爷爷奶奶家的楼梯太可怕了。"防撞击小组"建议您在楼梯的上下两处装上栅栏，以降低宝宝跌落的风险。

如果您收到邀请去朋友家过周末，而那里又没有安全楼梯，那么记得时刻留意孩子，防止他们跑上楼。如果您和孩子进了楼梯平台旁的一间房间，那么注意进房间后关好身后的门。

超人父母的小窍门

＊我会向孩子们说明楼梯的危险性，并且在年幼时就教会他们如何正确地上下楼梯。让孩子上楼的时候面向楼梯向上爬，下楼的时候也用上楼时一样的姿势往下走。这样可以防止滚落。

＊我绝不使用学步车，因为它们不稳固，并且很危险，尤其是在有台阶和楼梯的环境中。

◎ 危险的开口

　　窗户、阳台和露台：人们很少考虑到它们。如果您相信风水，喜欢在家里摆一些与之相关的小家具，那么，是时候收起那些多余的物件了，以免孩子爬上去够到窗户的把手或者进入阳台。没想到吧？要知道，窗户底下的暖气或靠在墙边的椅子都可以成为他们的工具。这种情况十分危险，尤其是对于一个充满好奇心、满脑子坏主意且想要攀爬的孩子来说。好啦，我们点到为止，免得您过分担忧，但不管怎样，现在是时候挪动家里的物件了！

　　如果有必要，可以在窗户上装上护栏，排除危险。

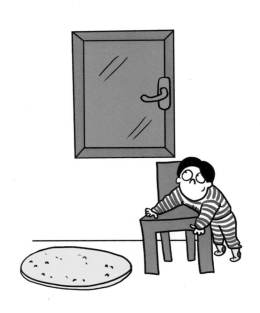

户外

◎ 童车

您还记得"防撞击小组"的建议吗？无论是在推车还是婴儿椅内，都要为小宝宝系好安全带。即使孩子已经很大了，不需要再坐婴儿椅，已经学会走路并且有危险意识了，您仍旧需要提醒他系好安全带。

◎ 与活动相适应的护具

不管是玩旱冰、滑板车还是自行车，记得从一开始就教会孩子佩戴护具，它们包括：头盔、护膝、护肘和护腕。"防撞击小组"的观点是十分明确的：人行道本身并不危险，真实的危险在于头部着地造成的创伤，我们不需要白白承担风险。

因此，如果您用自行车或电动车载孩子上学，请给他戴上安全帽。

这条建议对我们成年人来说同样适用，因为我们需要为孩子们树立榜样。（您还记得我们说过孩子最喜欢进行模仿吗？）另外，现在市面上也可以买到很漂亮的头盔。

滑雪也一样：一定要戴安全帽！对于爸爸、妈妈以及爷爷、奶奶来说亦是如此，尽管他们那个年代在进行冬季运动时，并没有佩戴安全帽的习惯。即使您滑雪技术高超，在防御危险方面也责无旁贷，因为危险可能并不来源于您自身，而有可能来源于其他人！所以如果学滑雪，佩戴安全帽是必须的！

好消息是，安全帽的佩戴正越来越深入人心，许多小孩子会在滑雪时戴上安全帽。

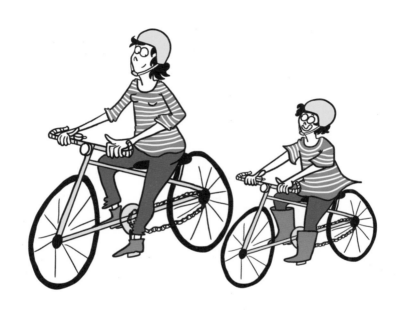

超人父母的小窍门

在承受一次撞击后，安全帽的保护功能会被削弱，因此我会更换新的安全帽。

汽车内

汽车安全座椅标准不断在变化，这相当令人头疼。从 2013 年 7 月开始，欧洲新的 R129 标准进入先期实施阶段，它被称为 "Isize" 安全标准。之后，该标准将获得进一步推广。

目前，这项新的标准与旧的 R44 标准同时施行[1]。不同标准的并存使理解变得相当困难！好在，"防撞击小组" 特别为您整理了下列几项基础性标准：

1）无论是前后座，都必须系好安全带。

2）10 岁以下或者身高不足 135 厘米的儿童必须使用与其体型相适应的安全座椅。

3）禁止 10 岁以下儿童乘坐汽车前座（可反向安装的安全座椅除外）。需要注意的是，如果我们把安全座椅放在前座，需要激活安全气囊。

4）每个安全座椅仅供一人使用。

◉ 改良型汽车安全座椅

您知道吗？一半的汽车安全座椅安装方法并不正确。如果您曾经尝试过独自安装，那肯定遇到过不少麻烦！

为了避免这个问题，新型安全座椅的安装都十分便捷，几乎

---

1 编者注：欧洲新的儿童安全座椅标准 R129 将于 2022 年 9 月 1 日起取代旧的 R44 标准。我国的认证标准是 3C，这是最基础的质量认证。无论是进口还是国产座椅，只要经过权威认证，符合基本的 3C 标准，即可在国内使用。

没有出错的可能性。不必使用安全带，座椅通过"Isofix"（儿童安全座椅固定系统）接口，就能自动地固定在汽车座位上，从而更有效地确保孩子的安全。您可能不知道，从 2011 年 2 月起，所有新出厂的汽车都至少带有两个 Isofix 接口。

除了这一固定系统，新座椅更加符合儿童的特点。此前，座椅按照体重进行分类，分别对应 0 岁、0～1 岁、1 岁、2 岁和 3 岁儿童体重标准。此后，新座椅将以儿童的身高为分类标准，选购座椅就像买衣服一样简便易行。

超人父母的小窍门

为了选到最理想的汽车安全座椅，我不仅咨询了专业商店营业员的意见，还会在实体店亲身体验座椅的舒适程度。此外，我还会在网上查阅其他父母的意见和评论。

✪ 新规定

新的安全规定发生了一些变化。其中对于儿童必须使用反向安全座椅的年龄规定也延长为 15 个月。如果儿童身高不足 105 厘米，应该使用 Isofix 安全座椅。

如果孩子身高达到 105 厘米，他就需要坐带有靠背的儿童安全座椅增高垫。如果孩子身高达到 135 厘米以上，那么就不必再让他坐特殊座椅，但系上安全带仍是必须的！

超人父母的小窍门

婴儿安全摇篮很少有符合标准的，因此，我会仔细核对安全标准。即便如此，我还是建议您购买儿童安全座椅，因为相关撞击测试结果显示，安全摇篮的安全性并不理想。

最后，请您放心，之前的安全座椅标准依旧适用。因为目前的新标准只是针对制造厂商，禁止它们生产采用旧标准的安全座椅和儿童安全座椅增高垫。再过段时间，这些采用旧标准的东西才将被禁止使用。但如果您现在购买，请依然选择符合新标准的产品。给家里的孩子用完之后，也可以在网上进行转让："出售最新款儿童专用汽车安全座椅，天鹅绒椅面，符合新安全标准。价格可议。"

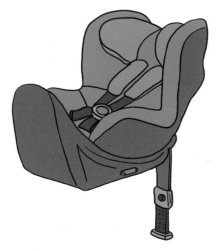

如果您已经有一个安全座椅或安全座椅增高垫，目前依然可以正常使用。

2. 儿童撞击后如何处理

跌落和碰撞是宝宝们成长过程中不可避免的事，但好在，一般来说并不会造成严重的后果。孩子的几滴眼泪，大人的一个亲吻，事情往往就过去了。但如果发生了比较严重的情况，那该怎么办呢？又该如何界定创伤的严重程度？

评估撞击程度

如果只是轻微跌倒，孩子可能会哭，但之后可以独自站起来。如果孩子又哭又喊呢？这也不严重，说明他起码并没有失去意识。如果不哭而且不能站立，问题才真的比较严重，甚至需要急救，可能需要将其放置成恢复体位（参见第三部分，第三章，第143页）。

这也就是为什么当孩子摔倒后，不要着急去扶起。当然，我们都希望成为称职的父母，但如果有一天孩子摔倒后无法自行站起来，我们一定要知道孩子出问题了，需要急救介入。

注意，不要动！

当您听到"嘭"的一声和孩子的哭声时，在采取措施前，首先要排除可能造成孩子二次摔倒的因素，也要避免您自己同时摔倒。之后，请遵循一条重要原则：不要动！一定不要搬动您的孩子，也不能要求他移动。事实上，除了造成剧烈的疼痛外，任何移动都可能带来复杂的后果。当然，如果事故发生在危险地带（例如马路、自行车道等地点），那么请尽快将孩子挪放到安全的位置。最后，如果发生的是剧烈撞击，孩子感到手肘、背部或头部疼痛，您需要用手托住他的头部，保持摔倒时的姿势，不要挪动，直到救援人员到来。

打电话呼救

现在，应该做什么呢？首先，按照我们前面说的那样，需要拨打 120、119 或 112，呼叫救援。

然后，给孩子盖上衣物或毯子，以保持体温。另外，不要忘了跟孩子说说话，安抚孩子的情绪。

除此之外，要注意观察，确保在救援人员到来之前情况不会恶化。在此过程中，如果孩子失去意识，必须马上再次拨打急救电话，告知对方情况的变化。

观察

在未来的 72 小时之内，仔细照看好孩子，时刻注意着其可能发生的身体状况变化、行为或反应的异常（虚脱、失忆、呕吐、持续性头痛等）。如若出现异常情况，即使是在夜里，也应当立刻叫醒孩子，以便做出正确的判断。在必要的情况下，应当通知托儿所或幼儿园，请求老师帮助做好观察工作。

卡洛琳娜就经历过类似的情况：儿子萨沙从高处跌落，虽然没有造成严重的后果，但卡洛琳娜还是将情况告知老师，并请求对方在萨沙出现异常行为时及时告知自己。于是，老师特别留意了萨沙，所幸，孩子并未出现特别的迹象。但即便如此，卡洛琳娜还是为自己提前采取了准备措施而感到心安。

总之，如果遇到自己无法确定的情况，应当及时咨询专业医务人员的意见（可以联系您的家庭医生或者直接拨打 120 ）。

总　结

儿童跌落或碰撞后如何处理？

让孩子自己站起来。如果无法做到，家长也不要移动孩子，避免碰到受伤的地方。拨打 120、119 或 112 联系急救。避免孩子着凉或受热。观察孩子，同时进行语言安慰。如若情况发生变化，应立即再次拨打急救电话。

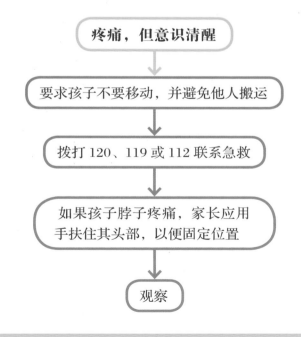

第二章
小心流血

伤口、大伤口和持续性出血之间的共同点是什么？这不是"卡嘣吧"猜谜游戏[1]，答案很简单：都会流血。

如果人体失血过多，就会有很大的危险性，甚至可能危及生命。因此，您必须迅速采取行动。救生人员也应当做好防护措施，避免血液感染传播疾病。但是，该如何在复杂情况下安全、高效地采取行动，并且确认伤者的危急状况呢？首先，要学会区分不同的伤口，然后进行针对性处理。

1. 伤口类型

夹伤或者小出血

小出血往往伴随夹伤或割伤，一不留神就会发生。的确，谁没有过被抽屉或柜门夹伤的经历呢？

---

1 译者注："卡嘣吧"是法国的一个糖果品牌，糖纸内印有谜语。

此外，流鼻血也是较常发生的事故。发生这种情况，出血可能很快会自行停止，或者用纸巾即能止住，那就不算严重。

伤口

现在我们来看伤口。皮肤破损（包括切伤、擦伤、咬伤或者刺伤）都可能引起出血。当涉及下列情况时，往往就很严重：

· 伤口由尖锐物刺入造成（其中也包括蜇伤）；

· 伤口引起出血；

· 伤口处于某些特殊的位置：胸部、腹部、眼部或者其他五官处；

· 伤口处有撕裂或者压伤。

反言之，不符合上述标准的伤口通常不算严重伤口。例如，如果一只猫抓伤了孩子的胸部，不需要太过担心。但如果是小刀插进了胸部，那问题就严重了！

持续性出血

对出血较为敏感的人，可以深呼吸，然后鼓足勇气。持续性出血不会自行止住，它能够在几秒之内浸湿手帕和纸巾。判断是否为持续性出血，观察出血是否会自行止住即可。

持续性出血通常是由跌倒、撞伤或者尖锐物体刺入造成的。通常孩子们口中的"痛痛"仅仅是轻微流血或轻微擦伤所致。

好了，那么我们该如何预防这些危险呢？

2. 预防出血危险

把危险物品放到孩子可触及范围之外

首先，不要随意放置危险物品，包括小刀、剪刀、维修工具、园艺工具等。对于这类物品，我们应当养成用完后就放到安全地点的习惯，避免孩子接触到。这也是为大孩子们做出表率，他们通常是弟弟妹妹们模仿的对象。

关上抽屉和橱柜

有一点我们很容易忽视，那就是小家伙总是很喜欢开关橱柜。开、关、再开、再关……不断重复，直到"嘭"的一声，他的小手指被夹住，开始哭着喊疼。

　　和桌子包角一样，市场上也有专门的安全门把手出售，用来防止小不点们被夹伤手指。因此，在孩子们能够触摸到的范围内，壁橱、门和抽屉都要做好安全防护措施。如果妈妈们有多层大衣柜，更需要做好防护。最后提醒一下，家长们在关汽车门时也需要小心注意。

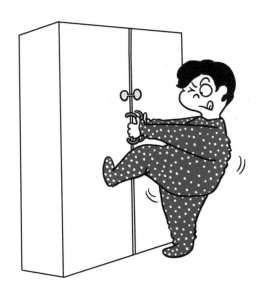

超人父母的小窍门

　　一旦孩子们到了可以自己开门的年纪，我就会告诉他们，开门的时候要两只手一起用（这样可以避免另一只手乱晃），防止他们染上抓住门边开门的习惯。

与动物相处的正确方式

不论我们是否饲养动物，与之相处时采取合适的方式是非常重要的。以下是几个比较实用的小习惯，可以避免意外发生。

首先，不要让孩子和动物独处，即使孩子性格温和，并且对如何与动物相处很有心得。因为动物有时会出现出人意料的反应，哪怕是和深谙其秉性的主人在一起时亦是如此。安娜 10 岁的女儿就被狗咬伤了鼻根。

教会孩子，不要打扰正在进食或者睡觉的动物。因为宠物通常十分在意碗中的食物，并且潜意识里非常害怕睡觉的时候被小孩扯着毛弄醒！

我们的小宝贝面临被咬伤的危险。您还记得吗？咬伤是一种严重的创伤。

3. 治疗伤口和流血

如果某天突然发生意外，不必惊慌，按照我们说的做！

首先确认导致流血和创伤的因素是否已经排除，如果是，那么危险已经远离。比如，伤口是因为剪刀掉落造成的，那么立刻将它捡起来，放到小朋友够不到的地方。然后，根据受伤情况有针对性地处理伤口。

小伤口和轻微出血

◎ 小伤口

皮肤表面的小伤口在孩子身上很常见，比如小可爱为我们准备母亲节礼物时不小心受伤，比如手被纸割伤。

遇到上述情况，家长首先要做的是用肥皂和干净的水把自己的手洗干净，防止把细菌带进孩子的伤口。

然后，用流动的水清洁孩子的伤口，如果可以的话，配合使用肥皂。接着，用药水进行消毒，最后贴上创可贴。

注意，有些地方出血可能会比其他地方更多，但不能因此就断定是持续性出血。例如，手指的出血可能会持续好几分钟，但这并不是持续性出血，因为它不会在几秒内就染湿整张纸巾。现在，您已经把握这两者的区别了吧？好极了！

如果还有问题，可以咨询专业医生的意见。同样地，如果发现异常，例如在接下来的几天内出现感染（尤其是出现发麻、发烧等现象），或者伤口呈现出一种特殊的状态（例如肿胀或发热），也要咨询专业意见。

若是孩子被割伤，还应该注意检查注射破伤风疫苗的情况。一般来说，疫苗应该还在有效期内。或者翻一翻他的疫苗记录本，这可比找我们自己积灰多年的记录本方便多了！

◎ 流鼻血

流鼻血时该如何处理？一些错误的观念影响着我们做出正确的应对。幸运的是，我们可以帮您分辨正误。

首先，绝不应该让孩子把头往后仰，因为这其实是掩盖问题，甚至会导致血液回流进喉咙！

如果孩子流鼻血，可以让他坐好，并把头向前倾。如果可

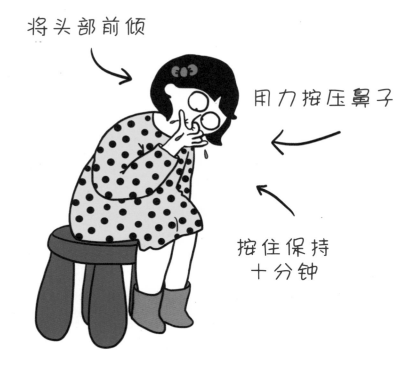

将头部前倾

用力按压鼻子

按住保持
十分钟

以，让他用手指用力按住鼻孔，保持十来分钟的时间。如果孩子
年龄太小不能做到，您可以帮助其完成。

如果十分钟过后，依旧血流不止，对于这种不正常的情况，
我们建议您咨询医生。

持续性出血

持续性出血的处理法则十分容易记忆，就是"3A 原则"：按
压（Appuyer）、躺平（Allonger）、求助（Alerter）！流血时，
身体就像个漏水的管道，为了止血，应当通过按压来堵住出血

口。较严重的伤口有时看起来触目惊心，这时必须保持冷静，然后立刻寻求帮助。

◎ 按压伤口

脱去衣物，以便更好地对伤口进行评估。然后，如果孩子可以独立完成的话，让他用手按住伤口，在此期间，您可以打电话进行求助。

如果孩子无法独立完成，则由您来按住伤口。在此过程中应当避免血液受到感染，有条件的话，按压前盖上干净的布（或者是手套、手帕或其他布料），若没有，可以用塑料袋。倘若第一层覆盖物很快湿透，应当立刻加盖第二层。

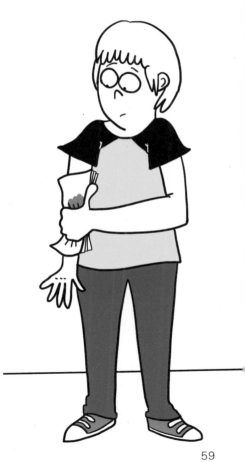

如果您只有一个人，可以考虑使用压迫绷带进行包扎。这种绷带可以代替手的按压作用，对伤口施加压力。也可以利用棉塞（配合手帕或其他布料）和缠绕带，制作一个"临时压迫绷带"。缠绕带可以是一条长宽足够的布条，如果没有，也可以用围巾或领带来代替。总之，尽量利用手边现有的材料。另外请注意，有些身体部位不能使

压迫绷带

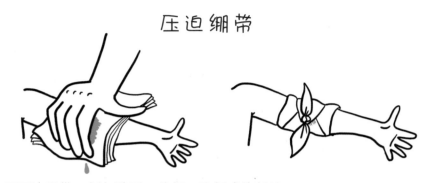

用压迫绷带，例如脖子、头部、胸部或腹部等。

最后，如果使用压迫绷带后还是出血不止，可以直接用手按压绷带。

但是应注意，如果伤口出现异常情况，切勿将其抬起或加以按压，这样有可能使情况恶化！

⊚ 将孩子放平

需要特别注意的是，要保持按压姿势，防止继续流血。与此同时，把孩子放平，以免他的身体各器官缺血。根据实际情况，把孩子放到床上或者沙发上，避免其躺在地上着凉。平躺可以改善因失血造成的血液循环不畅，保障大脑供血。

此外，将孩子平放可以避免因缺血后虚弱而摔倒。

⊚ 求助

最后，在按压的同时拨打 120、119 或者 112。

对于拨打求助电话，这里提供几种解决方法：

·如果周围有其他人，请求他们帮助拨打电话，把情况说清楚，这样您就可以待在孩子身边，继续按压伤口。

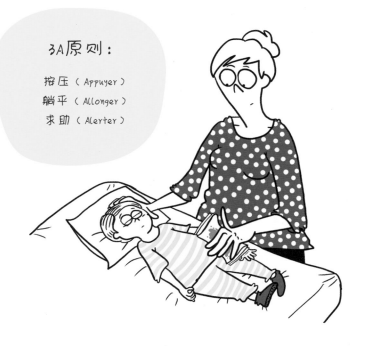

3A原则：

按压（Appuyer）
躺平（Allonger）
求助（Alerter）

- 如果您单独一人，但孩子可以自己按压伤口，那您可以抽身拨打电话。
- 如果您单独一人，但孩子无法自己按压伤口，那就打开免提功能拨打电话，这样您可以帮助孩子继续按压伤口。
- 如果您单独一人，手边没有电话，且孩子不能独自按住伤口，那就在使用压迫绷带后再拨打电话。

⊚ 避免孩子着凉，留心看护

记得给孩子做好保暖工作，避免着凉，并且留心观察孩子的状态。同时注意，在救援人员到来之前不能放松按压，避免孩子因失血而晕厥。

如果孩子之后出现下列情况，务必再次联系救援：大量出汗、感觉寒冷、脸色发白、失去意识（参见"身体不适"和"失去意识"章节）。

⊚ 救援到来

当救援人员到来时，您应该立刻洗手并脱掉接触过血的衣物。如果有不确定的地方，要咨询专业医生的意见。

聚 焦

持续性出血要使用止血带吗？

是否应该使用止血带？如果您能想到这一点，说明您具备一定的急救知识。

注意，止血带非常特殊，因为它可能会引起各种伤害，甚至造成更严重的后果（如截肢）。因此，只有在您非常熟悉使用止血带的相关要领时，才能将其作为最终的急救方法。

如果直接按压不起效（仍然血流不止）或者无法施行（伤口处有异物，例如玻璃碎片），可以在伤口处使用止血带进行止血。

可能会很疼，但要持续使用止血带，直至血流停止。不要中途随意撤走或松开止血带，以免伤势加剧。

严重伤口

面对严重伤口或持续性出血，应当先把孩子放平，以免伤情加重。情况允许的话，可以让孩子平躺在床上或沙发上，避免躺在地上着凉。放平后，为了避免孩子着凉或受热，可使用毯子、外套或其他辅助物品。然后，拨打急救电话120，您需要一边安抚孩子，一边注意观察他的身体状况，看看是否发生变化（例如失去意识）。如果伤口处有异物，不要着急清除，以免引起更复杂的情况。

之后，视伤口类型采取后续行动。

◎ 腹部伤口

如果孩子的伤口在腹部，首先把他的腿弯起，以减少疼痛。之后，为孩子盖上衣物或毯子，并且打电话呼叫救援。

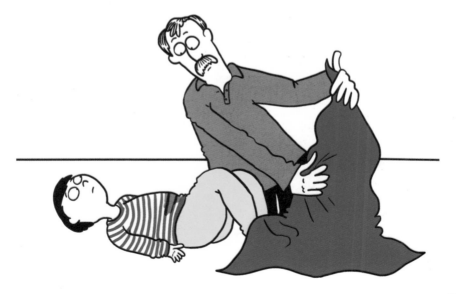

⊚ 胸部伤口

如果伤口位于胸部，让孩子坐起来，这样有利于呼吸。之后，用毯子或者其他物品进行遮盖，再拨打 120 请求救援。

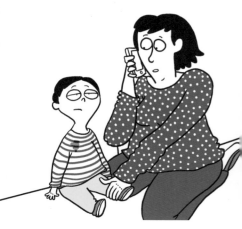

⊚ 眼部伤口

如果眼部出现伤口，将孩子放平，要求其紧闭双眼，并且不要移动头部。如果有需要，您可以用手帮助其维持头部姿势，但注意在此之前要拨打救助电话！

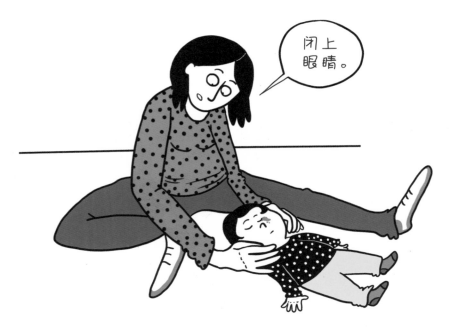

◎ 被狗咬伤

如果孩子被狗咬伤，建议立刻用流动的水和肥皂清洗伤口，清除可能带有的细菌和病毒（例如狂犬病毒）。注意，如果是严重咬伤，请咨询专业医生的意见。

断肢

如果意外导致断肢，这样的情形的确会令人感到恶心，但还是必须要做一件事：鼓起勇气，立刻用手捡起断肢，放到尽可能干净的袋子里或者用布包着。

如果身边有冰箱，可以把包裹断肢的袋子或者布包放进去。如果没有，再找一个袋子，在里面放入你能找到的冰冻物品。注意，一定要用两个袋子！因为，直接的低温接触可能会破坏断肢组织，使移植无法进行。要知道，一段直接和冰块接触的断肢就好像一片在盘底待了太久的生菜叶子——既蔫又皱巴。

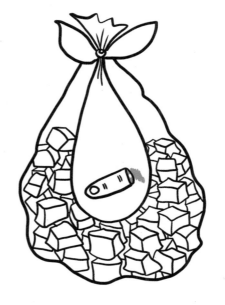

总 结

如何处理伤口？

轻微伤口：若对于破伤风疫苗存有疑虑，或在有感染迹象的情况下，可以咨询医生的专业意见。

伤口有异物：不要自行去除，着眼于保护、照看、安抚孩子。

情况加重时，**应当拨打紧急救助服务热线。**

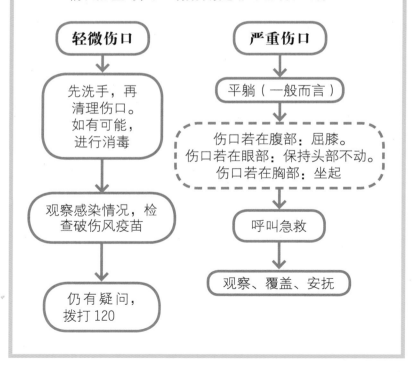

轻微伤口

↓

先洗手，再清理伤口。如有可能，进行消毒

↓

观察感染情况，检查破伤风疫苗

↓

仍有疑问，拨打 120

严重伤口

↓

平躺（一般而言）

↓

伤口若在腹部：屈膝。
伤口若在眼部：保持头部不动。
伤口若在胸部：坐起

↓

呼叫急救

↓

观察、覆盖、安抚

总　结

持续性出血怎么办?

持续性出血:采取"3A 原则"［按压（Appuyer）、躺平（Allonger）、求助（Alerter）］。如有可能，寻求他人的帮助，如果身边没有其他人，那就使用电话免提功能。

如果伤口有异物,不要自行去除，着眼于保护、照看、安抚孩子。

情况加重时,**应当拨打紧急救助服务热线。**

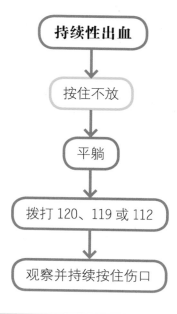

持续性出血

↓

按住不放

↓

平躺

↓

拨打 120、119 或 112

↓

观察并持续按住伤口

第三章
烫伤，切莫儿戏

 提起烫伤时，人们总是会自动联想到高温。但其实您会发现，情况并不总是如此。烫伤也可以是皮肤、血管或是消化道的损伤。

您知道受到灼热的光照和误食家用清洁产品有什么相同之处吗？它们都属于烫伤：前者属于皮肤烫伤，而后者属于化学产品对消化道的灼伤。

烫伤或灼伤可以由高温引起，也可以由低温、化学物质、电流、摩擦或是放射线引发。

0 ~ 1 岁婴儿以及 1 ~ 8 岁儿童的烫伤通常非常严重。

烫伤会带来强烈的疼痛，即刻引发危险或者带来其他后果。因此，正确判别日常生活中各种烫伤来源，并且预估危险，这是非常重要的事。

1. 预防烫伤

在家庭中，可以采取多种预防措施来减少烫伤危险。孩子们都是"小好奇鬼"，喜欢探索房子里的角角落落，因此电源插座是危险来源之一。为了防止孩子们把手指伸进插座引发触电，我们可以使用插座安全罩，或是在下次进行房屋翻修时安装安全插座。

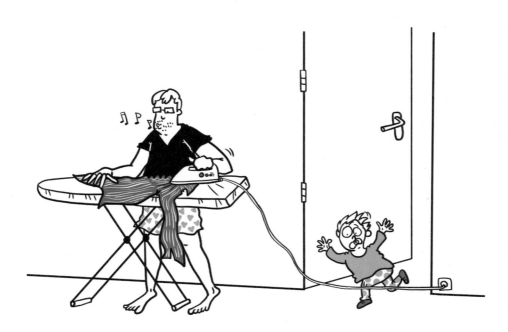

超人父母的小窍门

因为电的危险性，我会教导孩子们不要触摸插头。当他们要在祖父母家，或其他没有插座安全罩和安全插座的地方住几天时，我会向他们强调电流的危险性。

注意不要把电器设备或者接线板等物件随意放置在外面，因为孩子们往往喜欢拉拽电线。注意定期整理电器设备，不要让电线裸露在外。

打造一个安全的厨房

厨房内隐藏着各种烫伤危险，如放在炉子上烧水的茶壶、烤箱或者其他家电用品。因此，当小家伙在厨房时，我们应该特别留心，那里可不是玩的地方！

◎ 当心平底锅

小心平底锅的把手：记得始终将把手向内、朝靠墙的一侧放置，绝不能反向放置。因为危险往往会在瞬间降临。我们多次强调，孩子喜欢模仿，所以我们必须注意正确放置器具的方法。在煮面条时，如果我们没有将把手朝内，大孩子也会学着这么做。某一天，当他独自做饭，而恰巧弟弟或妹妹又在场时，意外就可能由此发生。因此，一定要树立正确的榜样！

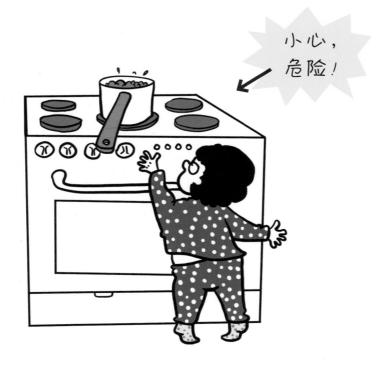

电磁炉

的确，如今的电磁炉正变得越来越安全，在没有放置炊具的情况下甚至都不会发热。但是，我们在使用时还是要非常小心。因为，玻璃、陶瓷等加热板需要较长的时间才能冷却，稍不注意，就会烫伤孩子。

此外，我们很多人依旧在使用煤气灶，那就更要小心照看孩子。注意不要在加热板旁边放东西（包括各种抹布），以免起火。其实，我们可以使用烹饪隔板来最大限度地降低烫伤风险。

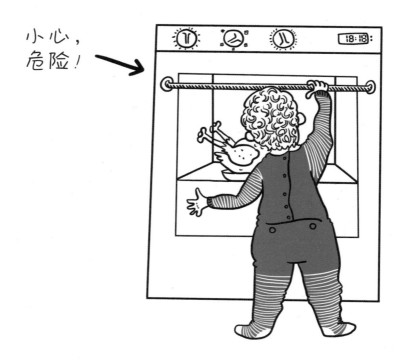

◎ 烤箱

有的家庭使用的烤箱并没有隔热门，而烤箱的高度往往是孩子可以够到的。如果是这种情况，一定要注意让孩子远离正在工作或是依旧很烫的烤箱。

烤箱的危险在于，孩子会被发热的烤箱门烫伤，或因为想要尝尝热菜而打开正在工作的烤箱。喜欢烤蛋糕的奶奶们，在使用烤箱的时候一定要记住，必须寸步不离地盯着小家伙们！

◎ 前方有热源

当您正在使用某种会发热的家电时，切勿将孩子抱在手里，因为您可能会烫到他。除了使用电熨斗或者电热水壶之外，也请将茶或者咖啡远离您的孩子。因为稍有不慎，就可能造成意外！因此，在举办朋友聚会时，一定要避免一手拿着茉莉花茶，一手抱着小宝宝。

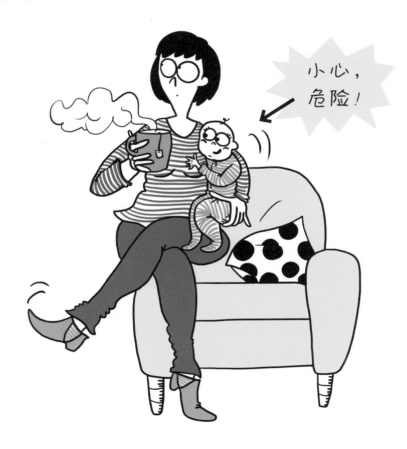

小心，危险！

⊘ 安全：再小心也不为过

喂食前，要记得检查食物的温度，尤其是用奶瓶冲奶粉或者使用奶瓶电热器或微波炉加热的时候。为了确保温度适宜，请先滴几滴在手腕内侧，因为这里的皮肤比较敏感。

亚历山大向我们讲述了他的经历：他每天早上用微波炉加热奶瓶，但却没有注意到前一天晚上妻子使用微波炉的时候调整了火力大小。于是他没有检查食物的温度，直到宝宝大哭起来，他才发现问题——牛奶被热得太烫了。幸运的是，宝宝并无大碍，但亚历山大因此得到了深刻的教训。

总之，厨房是一个特别危险的地方，千万不要在无人照看的情况下把孩子留在那里。

超人父母的小窍门

我会尽早让孩子们了解厨房内的危险。

浴室：水的危险

首先，不要在无人看管的情况下，把孩子单独留在浴室，除了有溺水的危险外，孩子还可能因自行打开水龙头而被热水烫伤。

聚 焦

浴室中的溺水危险

除了烫伤，浴缸还存在另外的危险：溺水！虽然一般来说，浴缸的水量不会太大，但家长还是应该特别留心。千万不要把孩子单独留在浴室里，哪怕只是几秒钟的时间。即使孩子已经 10 个月或者 12 个月大，能够坐起来，也不要为了去应门而将孩子留在浴室里。您可以大声告诉门口的人暂时走不开，需要对方等待几分钟，在此期间，您可以把孩子从浴缸内抱出来。

把孩子从浴缸内抱出时，可以使用一种类似厨房围裙的浴巾。只要简单地将孩子从水中抱起，然后裹进浴巾内再系好即可。

温度适宜的洗澡水

每次洗澡前，都应该检查洗澡水的温度：水温应当保持在 37 度左右。为此，最简单的方法是使用温度计。

超人父母的小窍门

如果没有温度计，我会用自己的肘部。和手不一样，肘部的温度总是和体温一致，哪怕在寒冷的冬季、外出散步或者下班刚回家的时候也是如此。

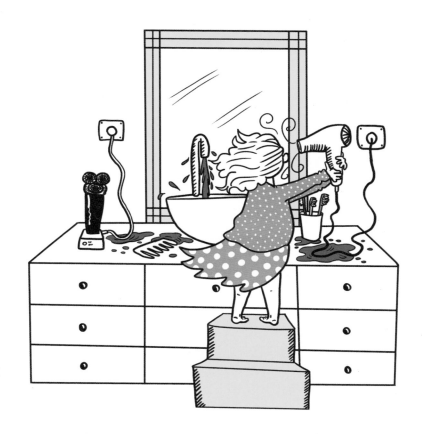

🌀 空气中的电流

电和水从来都不会和谐相处！在有水的房间里，请把使用后的电器放在孩子接触不到的地方，确保它们远离水源，以免发生触电危险。对于妈妈们来说，最常犯的错误是将未拔掉电源的吹风机留在洗手台边。

那天，卡拉的妈妈在洗手台边，看到卡拉想要用水浇电吹风机，惊出了一身冷汗。幸好现在的插头和电器安全性能越来越高，在很大程度上降低了危险性。但在一些老房子里，还是应该提高警惕，因为这些地方可能不符合最新的用电标准。

注意取暖安全

当天气寒冷的时候，没有什么比暖暖和和地待在家里、找一个温暖的角落待着更舒服的了。但是要记得让孩子远离热源（壁炉、暖炉等），因为它们是非常可怕的，可能会引起大面积的严重烫伤。因此，如果可以，请给壁炉或者暖炉加上防护栏。

即使天气寒冷，我们还是不建议您在小宝贝的房间里放置取暖用具，因为它们会带来多重危险：被电线绊倒，甚至点燃窗帘引发火灾。

切记不要用酒精点火，因为挥发出的蒸汽可能会被点燃，引起面部或者上肢的大面积烧伤。

此外，还应当把火柴、打火机、蜡烛或其他类似物品放到孩子能够触及的范围之外。即使是我们喜爱的香薰，也应该放到小毛头够不到的地方。

超人父母的小窍门

我会优先在过道或者门厅里安装烟雾探测器，而不是只安装在一些特别敏感的区域，比如厨房。此外，我会每年检查一次电池。

需要小心的物品

家庭清洁用品和药品的两大主要危险在于烧伤（内部和外部烧伤）和中毒。要知道，40% 的儿童意外中毒事件来源于此，法国每年 14 岁以下儿童的中毒事件可达到 10 万起。

您现在理解人们常说的"防患于未然"了吧！一定要事先采取行动！

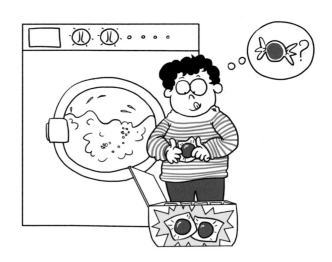

家庭清洁用品

首先，最基本的原则是不要将这类用品置于孩子可以触及的地方。但是在实际生活中，我们经常犯这种错误！我们会在厨房洗涤槽或者橱柜里放置一些洗涤用品，但往往并不会将这些柜子上锁！

清洁用品到底该放哪里？放到孩子们够不到的地方，或者放进带锁的抽屉或柜子里。

科莱丽想与我们分享她的经历：有一次，她发现自己的孩子瓦蒂姆正在洗衣机旁撕咬一个洗衣胶囊（他可能以为那是一颗糖果）。从此之后，她开始买瓶装洗衣液，并且不再随意放置。我们也应该学习科莱丽的做法！

超人父母的小窍门

*我从来不会把洗涤用品灌装到食品容器中（例如，把漂白剂倒进水瓶里），并且我一定会保留产品的原包装，以免发生混淆。

*我会购买带有安全盖的产品，以免孩子打开。

◎ 药品

和家庭清洁用品一样，药品也要妥善存放，不能随处摆放。

如果家里有专门放药品的柜子，要确保柜子在孩子可以触及的范围之外，并且远离过潮、过热的地方，以便更好地保存药品。在大扫除的时候，可以对药品进行一次检查，丢掉过期药物。尤其要注意试剂类药品，因为它们在打开后不能长期存放，所以在治疗完成后要及时丢弃。为了有序存放，您可以利用小盒子或者小格子对药品进行分类，可以分成孩子的药物和家长的药物，或者按照头痛、肚子痛、五官疼痛等不同病症分类。另外，注意存放药物时要保留原有的包装盒，既是为避免弄混药品，也是为方便下次使用时可以通过包装盒查询使用剂量和有效期。

最后，避免自行用药（除非您是医生），用药前记得咨询专业医生的意见。

超人父母的小窍门

为了鼓励孩子们接受治病的观念，我会避免将糖果和药物联系到一起。要让他们明白药物是用来治病的，并不是用来吃的糖果。这一点很重要。

阳光曝晒

小不点们晒得黝黑的样子惹人疼爱，但阳光对他们来说是非常危险的，可能会造成晒伤、脱水或者皮肤疾病。所以，我们应该采取必要的防晒措施。

千万不要轻视这一点，因为强烈的阳光会给孩子造成严重的晒伤。

超人父母的小窍门

我不认为云朵可以阻挡阳光，阴天同样可怕。在阴天的时候，虽然人体不会感受到阳光照射，但依然无法避免紫外线带来的伤害。因此，无论阴晴，我都会保护好孩子。

索尼娅讲述了她的经历。在加斯帕时，天气十分炎热，云层很厚，肉眼虽然看不见阳光，但紫外线依旧极为强烈。从那天起，她每天都会涂上厚厚的防晒霜，哪怕云层很厚！

即使太阳躲在云层后面，紫外线也会带来危害。为了避免这些危害，请为孩子正确做好以下防护措施：

· 戴上防护级别最强的太阳镜，尤其是去海边、山里等紫外线反射强烈的地区。

· 每两个小时涂抹防晒霜，选择防晒指数 50 以上且防水的产品。

· 涂上护唇膏。

· 戴上帽子。

· 穿上一件干 T 恤或者防 UV 套服。对于讨厌防晒霜的家长来说，防 UV 套服是最方便的选择！

· 携带水壶或者水瓶，让孩子们经常喝水以避免脱水。

· 最后，注意控制暴露在阳光下的时间。强烈建议，不要在阳光最强的时候把孩子暴露在户外，即每天 11 点到 16 点之间。

超人父母的小窍门

孩子很小时，我就开始让他们戴太阳镜和遮阳帽，以免他们长大后拒绝佩戴。对于特别小的孩子来说，佩戴非硬质框架、带有弹力的太阳镜更为安全舒适。

聚 焦

家用急救箱

您的家里有急救箱吗？最好准备一个，方便处理在生活中遇到的小伤口。记得把急救箱放到孩子们够不到的地方。在药店或者超市内，能够买到现成的急救箱，如果想要自己准备一个的话，记得考虑孩子的年龄、健康状况和需求。为此，可以跟药剂师或者家庭医生谈谈。

以下是一个建议清单：

> 一把钝头的剪刀；

> 一个温度计（避免使用电子温度计，因为精度不够）；

> 消毒液；

> 小儿扑热息痛（依据孩子的年龄准备）；

> 透气胶布（5m×2cm），用于对伤口施加压力；

> 不同规格的敷料纱布，用于包扎创口、切伤；

> 一盒无菌敷料（20cm×20cm），用来覆盖伤口；

> 一个弹性绷带（2m×7cm）；

> 独立包装的生理盐水若干。

2. 烫伤处理

如果已做好各项防护措施，但孩子还是被烫伤了。不必惊慌，以下是关于各类烫伤的处理指南！

首先，请把危险源移开，包括：连着插头的熨斗、掉在地上的烤面包机、敞口的洗涤剂等。然后，开始行动吧！

总原则：冷却

牢记这个最重要的原则：马上利用流动的常温水进行冷却。

为什么？因为这么做可以抑制烫伤的扩散范围、控制伤情、缓解疼痛。

立刻用流动的常温水冲洗烫伤处。

一般来说，婴幼儿身上发生的任何烫伤都很严重。对成人来说，烫伤的严重程度可由烫伤处所起水泡的大小判断。如果水泡面积小于伤者的半个手掌，那就属于轻微或者较小的烫伤，否则为严重烫伤。最后，要特别注意面部、颈部、手部、关节处或身体孔洞处的烫伤，上述位置的烫伤一般会比较严重。

聚 焦

烫伤应当绝对避免的情况

> 不要用强烈的水流冲洗伤口。

> 不要扯去黏在伤口上的衣物。

> 不要用凉水或冰水进行冷却，应使用常温水，以免加剧伤情。

> 不要挑破伤口处的水泡，应用消毒敷料进行覆盖。

> 不要使用药膏（药剂师或家庭医生推荐使用的除外）。

> 不要在伤口上涂抹或贴上酸奶、黄瓜、黄油甚至牙膏，这些东西并不能治疗烫伤。

◎ 轻微烫伤

如果是轻微烫伤，对伤口进行降温即可，直到疼痛消失。如有必要，可以咨询专业医生的意见。

◎ 严重烫伤

如果孩子被烫伤，立刻用常温水对伤口进行降温，同时，拨打 120 联系急救。记得打电话时使用免提功能，同时持续冲洗伤口。

根据急救人员的指示对伤口进行冷却，然后把孩子平放到床上或沙发上。如果条件不允许，也可以平放到地上，如果孩子感到呼吸困难，可以让他坐着。

接着，用被子、外套或手边其他物品盖在孩子身上，但注意不要盖住烫伤部位。

最后，在等待救援的过程中，密切关注孩子的情况，注意安抚孩子的情绪。

化学物品烫伤

◎ 外部烫伤

遇到外部烫伤，要立刻使用大量的常温水进行冲洗，以便冲走引起烫伤的物质，并控制烫伤范围。

如果化学产品喷溅到衣服上，可以戴上手套用布擦除。

然后联系急救人员。此外，记得彻底冲洗双手，避免自己沾到化学产品被烫伤。

如果烫伤位置在孩子的眼睛或者眼皮处，应立刻用大量清水冲洗，冲洗时应注意避免水流碰到另一只眼睛。

◎ 消化道烫伤

首先让伤者坐下，接着拨打 120 联系紧急救助。拨打中毒控制中心的电话并不是首选，因为每个城市的电话号码都不尽相同。因此，请联系 120，他们会帮您联系中毒控制中心，并根据化学产品的不同性质告知您具体的操作步骤。

孩子误吞有毒物品后，千万不要对其进行催吐。因为在呕吐的过程中，孩子可能再次被有毒物品灼伤。此外，也不要让孩子喝水，因为水只会稀释有毒物质，并不会使其消失，而且这样做可能会扩大内部烫伤的范围。

◎ 吸入性烧伤

如果孩子发生吸入性烧伤，也就是被化学品的蒸汽灼伤呼吸道，首先让其坐着，避免呼吸不畅。如果遭遇火灾，要尽快离开事发地点。注意，撤离时要用弄湿的床单掩盖口鼻处，然后拨打急救电话（120、119、112）。

超人父母的小窍门

在中毒的情况下，我会保留有毒产品的外包装，因为救护人员可能需要了解误食物品的成分。

电烧伤

首先要做的是切断电源，拔除和孩子接触的电器（若发生触电，在电源没有被切除的情况下，不要触摸孩子，以免您本人同时触电）。

之后，用常温水冲淋孩子烧伤的区域，并拨打急救电话。

总 结

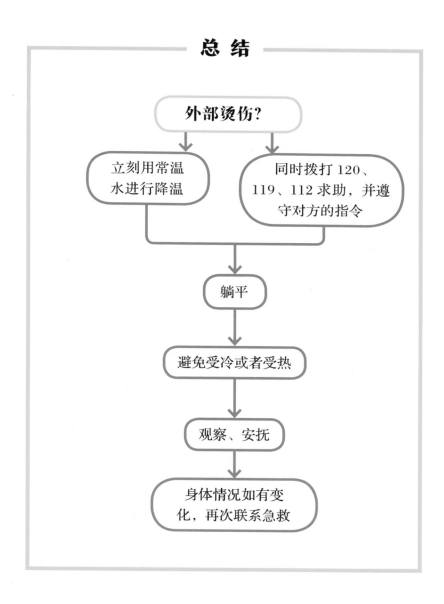

外部烫伤?

立刻用常温水进行降温

同时拨打 120、119、112 求助，并遵守对方的指令

躺平

避免受冷或者受热

观察、安抚

身体情况如有变化，再次联系急救

第四章
安全度过假期

度假是一件愉悦的事情，不过虽然放松下来了，但是不要忘记意外可能会在任何时刻降临。除了准备行李，请遵循我们的建议，确保您能够和孩子们安全地出行。

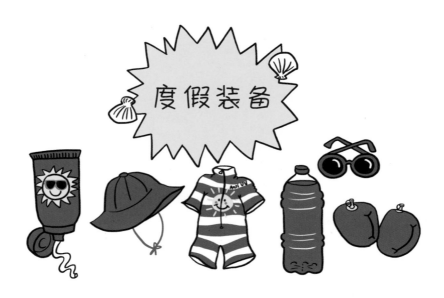

度假装备

1. 为外出度假做准备

待办事项表

出行之前，请按照以下待办事项表做好准备：

· 如果目的地是阳光强烈的地带，请做好防晒准备：防晒霜、太阳镜、帽子、护唇膏等。

· 检查全家的护照，确认是否在有效期内（部分国家要求护照在旅游结束后至少还有六个月有效期）。

· 检查疫苗是否还在有效期内。

· 咨询医生，根据您的旅行目的地、孩子的年龄及身体状况，做好相应准备。如果安排爬山，应当根据小宝宝的年龄选择适合的高度。

· 带上健康档案，宝宝的健康档案应当放入行李内。

· 准备急救箱。

· 申请当地医疗保险卡，了解在旅游地范围内旅行可能产生的医疗花费。

· 咨询您的保险公司，了解在国外旅行时丢失行李能否获得赔偿。

· 查阅外交部网站，了解有关目的地的各类有用信息。

度假急救箱

现在，为您的假期准备一个急救箱，可以放到行李箱中的那种。可以向药剂师或家庭医生咨询需要配置的药品，他们还会根据您所去的目的地，告知您可能存在的一些风险。此外，还可以向您的医生咨询儿童常见病的治疗方法，以及用于腹泻、发烧、恶心和过敏等症状的常见药物。最后，记得带上药方，并且在药物的包装上标注好使用剂量。

聚 焦

度假急救箱

以下是一个度假急救箱示例：

> 一支温度计；

> 一些治疗发冷或者发热的药物；

> 一支晒后修复乳膏；

> 若干防水绷带；

> 一个蜱虫夹；

> 一个夹刺钳，或者一个拔毛钳；

> 一个防虫喷雾和一支防蚊虫药膏；

> 一瓶杀菌剂；

> 一张无菌敷料贴（20cm×20cm），用于覆盖伤口；

> 一捆弹力绷带（2m×7cm）；

> 一个一次性冰袋。

国外急救号码

出发去国外之前，不要忘了查询目的地国家的急救号码（参见第 200 页）。我们在前文中提到过，所有欧洲国家（还包括部分非欧洲国家）有一个通用的号码：112。这非常方便！

2. 出发！旅途中的危险

我们的行李准备好了，现在就等着出发了。但带着孩子出行往往并不轻松，有时会有意外发生。我们来看看如何防范和应对旅途中可能遇到的危险。

乘坐汽车

夏季乘车，需要特别注重做好小宝宝的防暑工作，定时给他们喝水。

如果是在山中旅行，不要忘了经常停一停，确保小宝宝的身体和器官能够适应海拔高度。此外，应当经常给孩子喝水，通过刺激吞咽避免耳道疼痛。

最后，如果遇上困难，可以利用公路上的紧急电话亭拨打急救电话。

超人父母的小窍门

对晕车呕吐的孩子，我会准备吸水型呕吐袋，可以中和气味。现在，这种呕吐袋在商店里很容易买到。

乘坐火车

若是在火车上遇到问题，应当如何处理？对于一些小毛病，我们可以提前在急救箱里准备好必需的药品。如果病情比较严重，则应当告知检票员，或者可以发布列车广播，请求列车上的医生帮助，或者在必要情况下要求停车。对，检票员还有这个作用！

乘坐飞机

带小宝宝坐飞机旅行之前，应当和医生聊一聊，因为长时间的飞行可能会引起某些不适症状。在飞机起飞和落地阶段，记得给小宝宝喂水，通过刺激吞咽防止耳痛。若出现严重状况，可以向机组人员反映，他们在必要的情况下会为我们寻找飞机上的医生。

桑德拉告诉我们，从美国返回的途中，她的儿子约瑟夫起了皮疹。她非常担心，将此事告知了乘务员。恰巧，飞机上有一位皮肤科医生。他为约瑟夫进行了诊断，并且让桑德拉在飞机落地后再去医院看一下。

此外，请您了解，机组人员往往受过专业的急救训练，在出现小麻烦时，他们能够为我们提供帮助。

3. 到达目的地

我们到达度假地点之后，终于可以好好享受一番了。但是，危险依旧存在。在山里、海滩边或是酒店的游泳池边，应当始终保持警惕，并且学会防范不同种类的危险。

冬季

◎ 滑雪场

● 防撞击头盔

虽然我们已在前文中提到过，但这里不妨再做提醒：滑雪时必须佩戴头盔，这样可以避免意外伤害。戴头盔并不仅限于孩子，大人也应当佩戴。还记得模仿原则吗？只要我们戴着头盔，孩子们就不会拒绝。

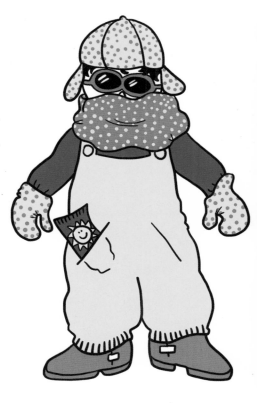

● 避免冻伤

为了避免体温过低和冻伤，注意覆盖好身体各处皮肤（尤其是裤子和上衣之间、手套和外套之间容易露出皮肤的部位）。

● 防 UV

太阳镜不仅适用于夏季海滨旅行，山里的阳光也非常可怕，所以要为我们的小宝贝戴上防护指数四级的太阳镜，每隔两个小时为他们的小脸涂抹防晒指数为 50 的防晒霜，即使在冬季的下雪天也要这样做。要知道，紫外线的总量会随着海拔的上升而增加，而且雪会比沙子反射更多的紫外线。另外，不要忘了给孩子涂抹护唇膏。

● 与海拔相关的问题

一般情况下，对于未满 18 个月的婴幼儿来说，高海拔有一定危害。因此在出发之前，可以先咨询家庭医生的建议，了解目的地是否适合出行，并且做好必要的防护措施。海拔上升会使心跳加速、血压上升，容易诱发小儿耳炎。对于不到 3 岁的孩子来说，不建议乘坐索道，因为快速攀升会给他们的鼓膜带来危险。

◎ 家中

太棒了，我们将在乡下的家里过圣诞节！那么，要做好哪些防护措施呢？

● 壁炉

如果天气寒冷，想在壁炉旁取暖，请做好下列防护措施：

· 不要忘了每年给壁炉烟囱疏通管道。

· 不要用酒精点燃壁炉。

· 在壁炉前装上一个保护网。

· 不要把孩子单独留在烧着壁炉的房间内。

· 告诉孩子们火的危险性，教会他们在遇到危险时拨打急救电话：119。

● 圣诞夜

随着圣诞夜和新年临近，又到了挑选、摆放圣诞树的时候，但如何放置才能既有气氛又保证安全呢？

首要原则，不要把圣诞树放在热源附近。在我们离开房间或者上床睡觉的时候，确保把树上的装饰灯关闭。

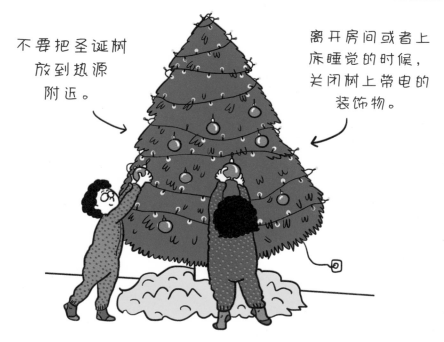

不要把圣诞树放到热源附近。

离开房间或者上床睡觉的时候，关闭树上带电的装饰物。

◎ 冬季常见病：毛细支气管炎

　　冬季是小孩容易生病的季节，因为他们的免疫系统比较脆弱。对于流鼻涕或咳嗽，如果处理及时，一般并不要紧。但如果发生鼻咽炎或者中耳炎，就要咨询医生。毛细支气管炎在冬季具有极强的传染性，并且容易引发各类严重症状。

　　想要避免和阻止病毒入侵，可以遵循以下建议：

· 在触碰小宝宝之前，记得用水和肥皂洗手。

· 每天为小宝宝的房间通风。

· 避免经常前往细菌多的地方（商业区、医院、公共交通设施等）。

· 如果我们患上感冒或咳嗽，不要抱小宝宝，也不要把奶嘴放到我们口中进行清洁。在感冒期间，最好戴上口罩。

· 每次用餐前，用生理盐水给小宝宝清理鼻子，清理时，把他的头转向一侧（哪怕他会号叫，把我们看作酷吏）。

即使已做好各项防护措施，小宝宝仍可能患上毛细支气管炎，此时应当立刻咨询医生，尤其是在小宝宝不满 3 个月的时候！在这种情况下，可以让宝宝接受运动疗法治疗，以疏通呼吸道。

夏季

◎ 夏季疾病

听说过旅行者肠胃炎吗？它也被称为旅行者腹泻，这在游客当中十分常见，尤其是在第一次去某些特定国家和地区旅游的时候，例如南美、撒哈拉以南的非洲、印度尼西亚、越南等国家和地区。

这种病通常跟使用不干净的水有关，所以不要直接使用水龙头内的水。如果去那些有风险的国家，可以采取以下几项预防措施：

· 不用水龙头里的水刷牙。

· 不吃生的或者不去皮的水果。

· 不喝加冰块的饮料。

◎ 溺水危险

溺水是日常生活中最容易发生的意外。每四场溺水事故中，有三场是发生在父母在场的情况下。谁也无法保证，溺水永远不会发生在自己身边。需要知道的是，溺水并不一定发生在泳池内或者海边，即使只有少量的水，也可能发生溺水事故。因此，需要特别保持警惕，尤其是在使用浴缸洗澡的时候。另外，危险有时并不容易被发现，因为孩子并不一定有办法呼救或者挥动手臂求救。唯一的解决办法是时刻照看着他。若发生溺水，孩子会失去意识，呼吸暂停，因此我们必须呼叫救援，并且进行心脏按压（参见第 151 页）。

● 安全设备

如今，大部分的游泳池都配有安全系统，其中包括安全护栏、声音警报系统、毯子、遮雨布或者遮阳棚。如果您想在自己家中建造泳池，也可以安装这些设施。如果您只是租借一个度假别墅，也应当考虑配备安全设施，并且了解相关设备的使用方法。

如果带着孩子在水中漫步，要为他们正确佩戴救生臂圈或救生圈，即使在水池外玩耍，也应该随身佩戴，因为孩子有可能滑进水池中，或者被浪卷进水里。

超人父母的小窍门

我绝对不会使用救生颈圈，虽然它们在婴儿中非常流行，但也非常危险，尤其是当孩子想要转头的时候。

● 在水边需要遵循的行为守则

无论是游泳前、游泳时还是游泳后，"警惕"永远是一个关键词，只要在水边就应该时刻保持警惕。对于父母、祖父母或者保姆来说，在孩子溺水时能够做出快速的应对非常重要。

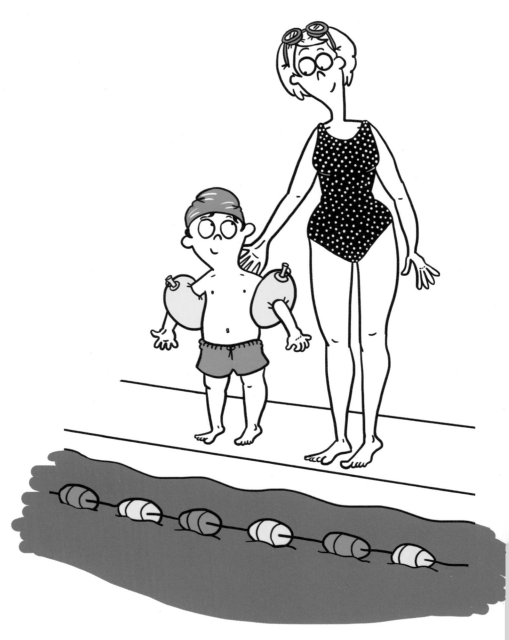

不要在孩子过度兴奋或劳累时去游泳，不要去冒无意义的风险。告诉他们，如果休息好了，就可以玩更长时间。另外，午饭后不能立刻游泳。还应该严格控制游泳的时间，尤其是当水温较低时。

每次游泳时，应指定一位负责任的成年人全程待在水边。此人必须时刻监督好孩子们在水中或是水边的情况，也就是说，他不能做其他事情，例如不能一边看书一边时不时看一眼孩子们。只要一不留神，意外就可能发生。另外，孩子在溺水的时候可能不会发出任何声音，所以不要指望着依靠声音来做出判断！

最后，最好在手边放一部手机，以便在出现紧急情况时可以拨打电话。

超人父母的小窍门

游泳的时候，我不会让年长的孩子来照看年幼的孩子，哪怕他足够成熟谨慎。为什么？首先，他不会像大人那样高度警惕；其次，如果真有意外发生，他可能会自责一辈子。

● 遵守泳池的安全守则

在海边，遵守安全守则是最基本的要求。最好选择有急救员的沙滩，并且注意观察旗帜的颜色。您认识下面这些旗帜吗？不必担心，我们会详细解释！这跟道路交通法规中的三色信号灯有些相似。

海滩三色旗

| 一般无危险
配有救生员 | 有一定危险性
但配有救生员 | 禁止游泳 |

如果孩子不会游泳，那么只能带他去有绿旗标志的水域。有风的时候，切勿将他留在水边，以免被浪冲倒或卷走。此外，必须在限定区域内游泳，不要越过区域间隔标志。例如，不要随意跨越泳道。

在泳池边玩耍过后，捞起浮在水面上的玩具（如救生圈、浮杆等），以免吸引孩子的注意。然后，再布置好安全措施，比如栅栏、防滑垫、地面上的梯子。此外，不要把泳池的清洁消毒用品留在水边，因为这些产品一般是有毒化学物品，正确做法是把它们放到孩子接触不到的地方，或者把它们锁起来。

户外

在花园玩耍或在森林漫步时，可能会遇到各种各样的危险，美好的假期可能会变成吓人的噩梦，特别是当我们没有做好充足准备的时候。所以要学会预见危险，以便在危险突然出现时迅速做出应对。

◎ 刺

刺扎进皮肤后，会对人体造成危害。为了防止这种危害发生，应当让孩子们穿上鞋子，不要赤脚走路。如果有刺扎进孩子的脚，可以用度假急救箱内的物品将刺拔除：首先，要将刺扎进的区域（一般是手指或者脚部）进行彻底清洁，之后借助镊子将刺拔除，最后再次消毒。

◎ 叮咬

● 预防

夏天带孩子出门时，可以带上蚊帐。有些婴儿推车上装有蚊帐，可以在孩子小睡时放下，非常方便。对于大些的孩子，可以给他们戴上防蚊手环，或涂抹专用的驱蚊膏。驱蚊液或驱蚊蜡烛也是不错的选择，但是应当放在孩子无法触及的地方。

为了避免被胡蜂叮咬（这种蜇咬非常疼），千万不要让孩子在草丛中赤脚行走，不要随处乱放甜的东西。

● 行动原则

水母蜇伤：水母在海中比较常见。若被它蜇伤，不能用尿液冲洗被蜇咬的地方，这一点跟我们平时所想的不一样。建议用醋或海水冲洗伤口，以免毒液扩散，然后用沙子揉搓伤口。不要用温水进行冲洗，因为这可能会使毒液扩散或者加剧疼痛。如果疼痛持续不减，应当迅速前往救援点或者咨询医生。

蜜蜂或黄蜂蜇伤：将残留的蜇针去除，用水和肥皂清洗伤口，然后进行消毒。如果蜇咬的伤口位于手部，记得摘下所有首饰（主要是戒指和手镯），以便观察肿胀情况。如果疼痛或肿胀持续，拨打急救电话（120、119 或者 112）。

海胆蜇伤：海胆是个好东西，但是会蜇人。为了避免被海胆蜇伤，要督促孩子们下水前穿上凉鞋。一旦被蜇伤，要拔出海胆刺，冲洗、清洁伤口，然后用消毒水消毒。仔细观察后续的反应，并随时咨询医生。

蜘蛛蜇伤：蜇伤会带来不适，但并没有危险。所以蜇伤后不需要进行复杂的操作，消毒或冷敷即可，以舒缓疼痛或灼热感。

蜱虫蜇咬：要想抓住钻在皮肤下的蜱虫，可以使用蜱虫夹（因此在度假急救箱里放上一个蜱虫夹是非常必要的），但是注意不要压到它，以免它释放有毒物质。使用消毒液给伤口消毒前，先用水和肥皂进行冲洗。注意被蜇咬的后续反应：一部分蜱虫会携带一种罕见且危险的病毒，若出现类似感冒的症状，应当立刻咨询医生。

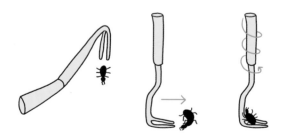

蚊子叮咬：有些孩子的皮肤特别容易招蚊子。他们被叮咬之后会发痒，会感到不舒服，却又无能为力。这时候，我们可以去药店买一些止痒药膏。

在部分国家，还应当小心疟疾。一定的防护措施是十分必要的，要在出发前就做好准备，尤其应当听取医生的建议。

上文说到的大部分叮咬并不严重，但若您的孩子有过敏反应（出现肿胀、红斑等），情况就不同了。如果无法确认孩子的过敏情况，且手边没有专门的药物，应当拨打急救电话，或咨询医生。

◎ 烧烤

夏天来了，天气晴朗而炎热，是烧烤的好时候。要想度过一个美好的假期，应当遵守以下安全指南：

· 不要用酒精点火。

· 将烧烤架放到平整的区域，避免因装置摆放不平引起烧伤危险。

· 把点火器等产品放到孩子可以触及的范围之外。

· 向孩子解释清楚烧烤的危险性，告诉他们不要在烧烤炉周围奔跑，为此可以专门划定一个区域。

· 注意风向，避免烟和火苗烧到桌子，从而引发火灾。

总之，若想度过一个愉快的假期，而不是提前打道回府，应当做好充分的准备，带足装备，认真阅读我们的书籍，获取必要的急救知识。

第五章
窒息，并不仅仅是缺氧

在编写本指南的过程中，我们通过采访了解到，对于几乎所有的妈妈来说，孩子发生气道或食道阻塞是她们最担忧的事情。在此，我们为家长们提供相关的预防和应对建议。

1. 预防窒息危险

气道堵塞引起窒息，是指突然发生的身体内外空气流动不畅或阻塞，常发生在儿童进餐或将异物放入口中玩耍时。

留心小物件

大部分窒息是由孩子进食或者玩耍时将异物放到口中引发的。小毛头们很容易被小物件吸引，但无法认识到其中的危险。因此，不要把小物件放到孩子可以接触到的范围内，比如橡皮筋上的小珠子、各类珠宝和纽扣等。另外，塑料袋也要收好，否则孩子可能会把它们戴到头上玩。吃饭时，注意检查所有的食物是否都已切开或拌匀，确保孩子咀嚼方便。下面表单中列出了孩子们喜欢放到嘴里的危险物品：

- 大孩子的玩具：表哥表姐的小玩具和大姐姐的珠子。
- 开胃小食：花生、圣女果、开心果、小香肠、腰果。要谨记，这些是成年人的开胃小食，并不是给小宝贝们准备的。

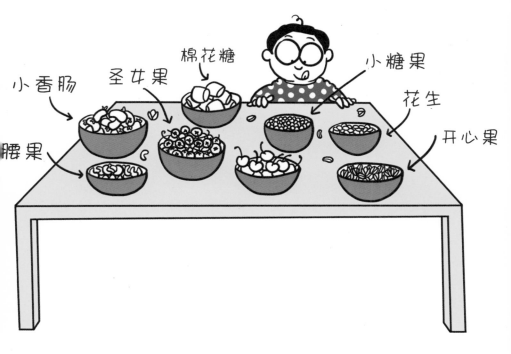

- 洗衣胶囊：它们容易被误认成糖果。

- 糖果：一些糖果的大小较为尴尬，可能会卡在小宝宝喉咙里。

- 棉花糖：它们体积较大而且比较黏稠，容易引发窒息。

- 气球：注意气球爆炸后的残片，小心孩子误食，因为一旦误食，它们就会贴在气道上，引发窒息。因此气球一旦爆炸，应当立刻将碎片清理干净。

- 纽扣：将衣服的备用扣放到专门放纽扣的盒子里，记得把盒子放到高处。

- 冰箱贴：注意那些圆形的小冰箱贴，它们可能会从冰箱上掉下来。

- 纽扣电池：如果电池装在玩具里，注意关闭电池盒，然后把玩具放到孩子够不到的地方。它们除了体积很小之外，内部还含有一定的酸性物质。

- 硬币：不要到处乱放，把它们集中放在一个孩子们够不到的小盒子里，或是收进您的钱包内，当然也可以捐给慈善机构。

瓦伦蒂娜希望跟所有父母分享她的经历。那年夏天，她被吓坏了，因为 12 个月大的儿子里奥在沙滩上吃西瓜时被噎住。幸亏旁边有个受过急救培训的小伙子。小伙子采取了适当的措施，救回了因缺氧而皮肤发紫的小宝宝。瓦伦蒂娜和丈夫决心在度假结束回家后，立刻报名参加急救培训。您也可以这么做。

最后，小心那些会缠绕的物品，如细绳、帘子、领带或长围巾。禁止携带长围巾去学校，如果孩子们在玩闹中使用，可能会造成窒息。

让小宝宝安全地睡觉

恰当的预防措施能够最大限度地避免窒息危险发生和婴幼儿突然死亡（指婴幼儿突然的、无征兆的、没有明确医学缘由的死亡）。

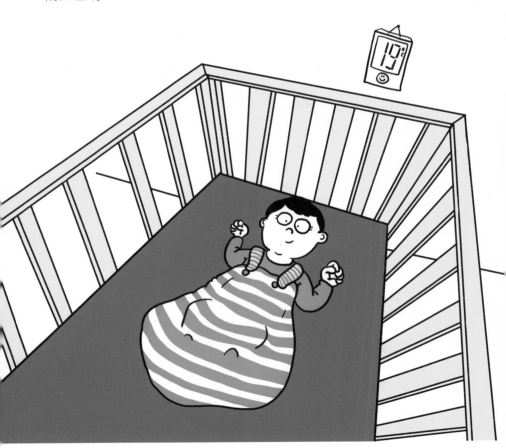

<table>
<tr><td>聚 焦</td></tr>
</table>

什么是芬兰婴儿盒?

您知道吗? 芬兰是婴儿死亡率最低的国家。在婴儿出生的头几个月, 芬兰人会让婴儿睡在一个带床垫的纸板盒里。这种婴儿盒可以减少窒息的危险。

不同时代的安全指南会有所区别, 如今的建议是让婴儿脸朝上睡觉。亲爱的祖父母们, 如果您需要照看婴儿, 请更新自己的育儿知识, 因为现在观念变了: 以前提倡让婴儿趴着睡觉, 而现在的建议恰恰相反。

注意不要在婴儿床内放置任何物品, 包括: 毛绒玩具、床围栏、被子、枕头。床围栏虽然很漂亮, 但存在一定的危险性。

可以为您的孩子准备一个简便的睡袋。使用睡袋时, 记得为他穿上睡衣。孩子出生头几年不要使用被子。

最后, 尽可能把婴儿房间的温度控制在 19~20 度 (当然, 在高温天, 做到这点有一定的难度)。

2. 气道部分堵塞的急救

如果婴儿出现异物堵塞该怎么办? 应该如何进行判定?

什么是异物堵塞？

为了更好地了解异物堵塞，您首先应当知道，喉部共有两个管道：

喉头连接气管，用于呼吸。

食管，用于进食。

异物堵塞是指异物（例如花生）进入错误的管道，例如从喉头进入气管。一旦发生这种情况，异物便会阻塞空气流通，从而引发窒息。

但是要注意，异物堵塞有两种不同的情况，情况不同，处理方式也是不同的。

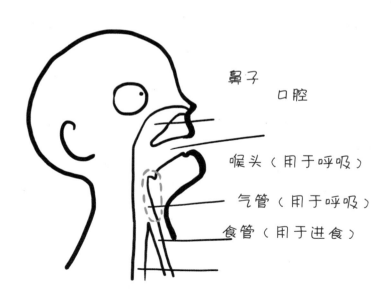

鼻子
口腔
喉头（用于呼吸）
气管（用于呼吸）
食管（用于进食）

⊚ 第一种情况：部分堵塞

婴儿用奶瓶喝水时剧烈咳嗽。

⊚ 第二种情况：完全堵塞

婴儿完全被呛住，既不能咳嗽，也不能说话或哭喊；如果没有立刻采取措施，婴儿会脸色发紫。

在部分堵塞时，应当怎么办？

如果孩子在吃东西或喝水时突然剧烈咳嗽，那就是发生了部分堵塞。气管没有被完全堵住，空气依然可以通过，但呼吸没有那么顺畅。一般来说，如果孩子剧烈地咳嗽、呼吸，甚至是粗重地呼吸，只要还可以讲话、喊叫、哭泣，就都属于部分堵塞。

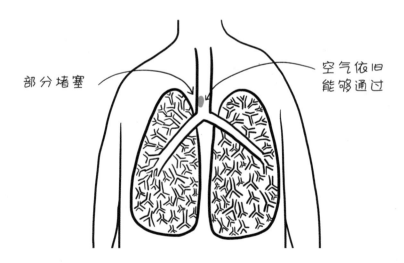

区分部分堵塞和完全堵塞是十分重要的。如果发生的是部分堵塞，却使用排除堵塞的方法，可能会引起完全堵塞。

大人守在小朋友身旁，鼓励其咳嗽，直到他能够顺畅地呼吸。

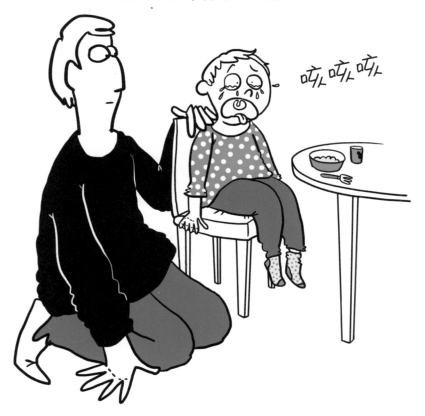

在了解如何判定部分堵塞后，就可以采取行动了。

✓ **步骤**

·把孩子放到舒适的位置（如保持舒服的坐姿）。

·不断重复说"咳嗽、咳嗽"，鼓励他把异物咳出来。对于更小的孩子，可以在一旁模仿咳嗽的样子（您懂的，孩子喜欢模仿）。

- 咨询专业医生的意见（拨打 120 紧急医疗救护电话），遵循相关指导。

- 密切注意孩子的呼吸情况。

✗ 不应该这样做

还记得祖母在周日午餐的时候呛着了，然后开始不停地咳嗽吗？这时候，伯伯过来拍她的背，然后让她喝杯水。但事实上，不应该这么做！

为什么呢？因为咳嗽说明有空气通过气管，就是部分堵塞。在背上拍几下没有任何作用，反而可能使异物移位！在发生部分堵塞时，不要让小朋友喝水，因为一边喝水一边咳嗽，只会让情况更加糟糕！

让我们来测试一下，问问您周围的人，如果遇到因吃东西呛得剧烈咳嗽的情况，他们会怎么做。80% 的人肯定会说，他们会给呛着的人拍背，然后让对方喝水。这是绝对禁止的！请立刻把我们这本书分享给对方看！

如果情况更加严重呢？

如果孩子的呼吸道完全堵塞，应该怎么办？只有一种解决方法：使用急救法。我们将在随后的章节中进行介绍。现在，您对于防护措施已经驾轻就熟，那么请继续翻看我们这本书，了解如何成为"超级英雄"！

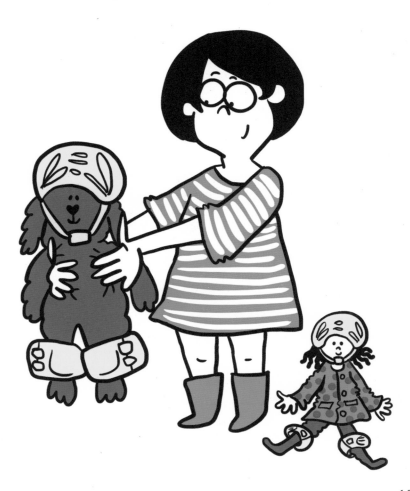

第三部分
重病还需重药医

    既然您已经知道如何预防和应对日常生活中的小意外，现在何不来行动一番？这就开始吧！

    这部分内容目的是向您介绍一些应对窒息、身体不适、失去意识的常用急救方法和基本原则。我们还会向您介绍如何进行心脏按压和心脏除颤。我们会向您解释用于婴儿（0~1岁）、儿童（1~8岁）及成年人（在急救领域，8岁以上的儿童都算作成年人）的不同方法。要想熟练掌握这些技术，至少需要一次实地操作，因此我们强烈推荐您加入相关的急救协会或者接受相关的急救培训。

    为了使您阅读起来更为顺畅，我们将从完全堵塞引起的窒息说起。准备好了吗？出发！

第一章
完全堵塞引起的窒息

 像我们在前面所说的，面对这种情况，首先是要区分部分堵塞和完全堵塞，以免采取错误的急救方法，使情况更加严重。

想象一下，孩子在客厅里爬，找到了一粒腰果。哟，看到这个从没见过的新鲜东西，他把它放进了嘴里……这个时候，您正在厨房里准备午饭，爸爸又正好接到了一个工作上的紧急电话。没人看到小宝贝怎么了。突然间，爸爸看到孩子全身发紫，眼球凸出。好了，让我们把画面停留在这一刻！

1. 气道完全堵塞的表现

完全堵塞是指无法有效呼吸，甚至无法呼吸。

我们上文所举的例子就属于这种情况——腰果进入气管，堵塞了孩子的呼吸道。这就是孩子脸色发紫的原因。

发生完全堵塞时，孩子会出现以下反应：

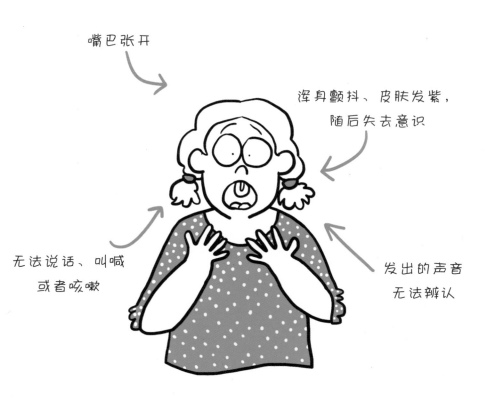

嘴巴张开

浑身颤抖、皮肤发紫，随后失去意识

无法说话、叫喊或者咳嗽

发出的声音无法辨认

最常见的情况是，儿童（或成年人）把手放到脖子处，却无法呼救。

2. 急救要点

遇到气道完全堵塞的情况，对儿童和成年人（包括大于 8 岁的孩子）的急救方法是相同的。婴儿由于体形不同，急救方法会略有区别。另外，拍背在 80% 的情况下都是有效的哦！

婴儿（0~1 岁）

在急救领域，我们把 0~1 岁的小宝宝称为"婴儿"（具体根据身材来判定）。

让您有个直观的印象——如果能放在前臂上进行急救，那就是"婴儿"，如果不能，就需要使用针对儿童和成年人的相关方法。

◎ 拍背

拍背的目的在于通过震动引发咳嗽反应。具体步骤如下：

1）您先坐下，尽可能坐到椅子上，然后伸出一条腿。

2）把婴儿放置好，头朝地面，跨在您的前臂上，放置在您伸直的大腿上。

3）用您的食指和中指固定婴儿的头部。

4）然后，在婴儿的两个肩胛骨之间拍打 1~5 下，手掌要打开，用掌根部用力拍打。

注意拍打的位置，不要碰到婴儿的囟门，因为这个部位特别脆弱。

5）出现下列情况时，应停止拍打：

·婴儿发出声音，或开始咳嗽、叫喊、哭泣。

· 婴儿恢复呼吸。

· 婴儿将异物吐出。

如果拍打没有效果，请进行胸外按压。

哪里?

两块肩胛骨之间。

怎么做?

用打开的
手掌根部，拍打
1~5下。

用多大的力?

用力拍。

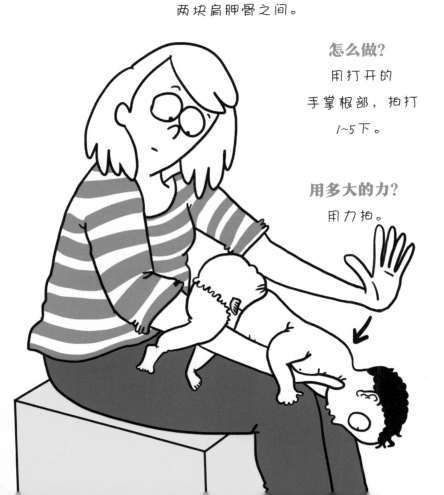

◎ 胸外按压

胸外按压可以通过增强气压挤出异物，就像"开瓶"一样。下面是正确的做法：

1）您应保持坐姿，然后把婴儿翻过来。

2）让婴儿面向您，把婴儿放到您的前臂上，将您的前臂放在伸出的大腿上。

3）进行 1~5 下胸外按压，保持力度和连续性。

用空出的手的两个手指（食指和中指）进行按压，位置在距离肋骨最下方连接处往上一指宽的地方。为了便于定位，您可以把三个手指放在肋骨最下方连接处，然后抽走最末端手指（如虚线所示，避免按压此处）。

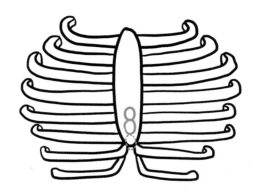

4）出现下列情况时，停止胸外按压：

· 婴儿发出声音，或开始咳嗽、叫喊、哭泣。

· 婴儿恢复呼吸。

· 婴儿将异物吐出。

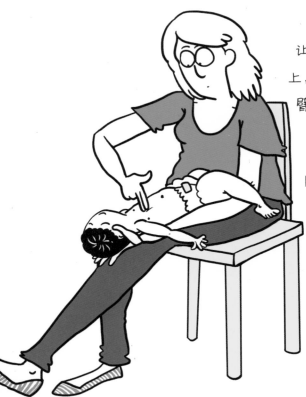

什么姿势?

让婴儿平躺在您的前臂上,面向我们,将您的前臂放在伸出的大腿上。

哪里?

肋骨最下方连接处上移一个手指宽的位置。

怎么做?

用两个手指按压。

必要时,拍打肩胛骨位置和胸外按压应交替进行。如果情况仍未好转,婴儿失去意识,及时拨打 120、119 或者 112,再进行心脏按压(参见第 151 页心脏按压相关内容)。

超人父母的小窍门

异物吐出后，我会把它拿给急救人员过目，尤其是在孩子的喉咙和气管受到后续伤害的情况下。医生可以根据异物的特征（边缘是否锋利、是否为球形等）安排后续的检查。

儿童（1岁以上）

下面，我们向您介绍如何排出孩子吞下的异物。这些方法同样适用于成年人。请仔细阅读！

◎ 拍打背部

拍打背部的目的是引起咳嗽反应，排出异物，使呼吸顺畅。

请遵循下列步骤：

1）**情况发生时，您应坐下，**或者单膝跪地。如果孩子个头比较大或者您无法坐下时，保持站姿。

2）**把孩子靠在您的大腿上，头朝下，**目的在于帮助排出异物。

3）**之后，拍打 1 ~ 5 下：**位置为两侧肩胛骨之间，要手掌打开，用力拍打。

4）**出现下列情况时停止拍背：**

哪里?

两侧肩胛骨之间。

怎么做?

用手掌拍打1～5下。

孩子靠在您的大腿上。

用多大力气?

用力地拍打。

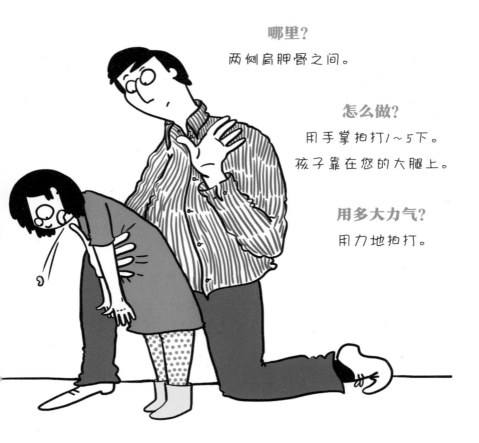

· 孩子发出声音,或开始咳嗽、叫喊、哭泣。

· 孩子恢复呼吸。

· 孩子将异物吐出。

如果拍背5下以上仍未排出异物,这时就要换个方式,改为进行腹部按压。

◎ 腹部按压（海姆立克急救法）

腹部按压也被称为"海姆立克急救法"（以发明此法的医生海姆立克命名）。这里讲个小故事，这位医生直到去世前，才第一次在养老院里使用这种方法救了一个老人。

这种急救法目的在于把病人肺部的空气挤出，疏通气道，或通过"活塞效应"把异物排出——就像香槟的瓶塞一样。啵！

下面是此法的操作步骤：

1）**站在孩子身后，**紧贴其背部。

2）**把孩子身体向前倾。**

3）**如图放置你的双手：**一手握拳，放在孩子的胃部，也就是肚脐和胸骨末端之间，另一手打开按压住它。

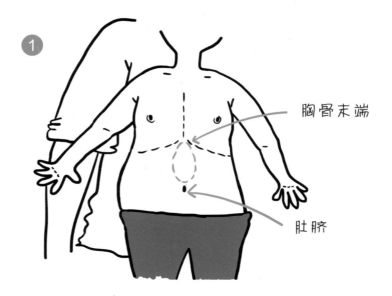

胸骨末端

肚脐

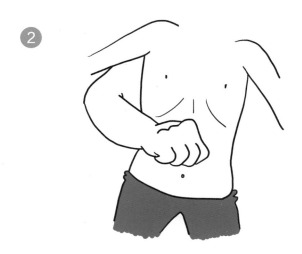

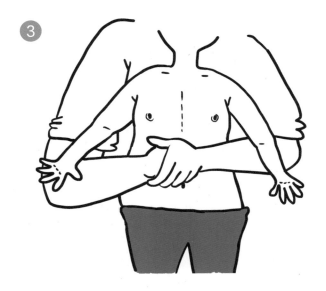

4）进行 1 ~ 5 次按压，向后上方冲击，像倒着写一个逗号。

怎么做?

一手握紧拳头，另
一手置于其上，进
行5次按压。

哪里?

孩子的胃部（肚脐和
胸骨末端之间）

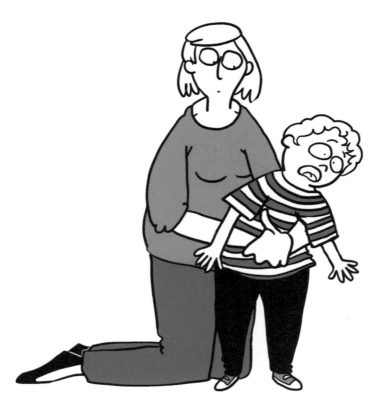

5）**出现下列情况时停止按压：**

- ·孩子发出声音，或开始咳嗽、叫喊、哭泣。

- ·孩子恢复呼吸。

- ·孩子将异物吐出。

如果情况没有好转，则应交替进行背部拍打和腹部按压，直到奏效为止。

如果孩子失去意识，立刻拨打 120、119 或者 112，随后直接进行心脏按压（参见第 149 页，应对心跳停止的做法）。

聚 焦

孕妇和肥胖人士的应对方法

如果无法用手臂围住对方的腹部，可以在对方胸骨下端（可用手臂环住的位置），朝向施救者方向进行按压。

如果孩子躺着或无法站立，无法进行拍打或按压，可以在胸腔处进行按压（类似心脏按压，参见第 155 页）。

下面是三个孩子的妈妈赛琳娜的故事。三个孩子分别为 8 岁、6 岁和 2 岁。在最小的孩子蕾亚出生后，赛琳娜参加了一个急救培训。几个月后的一天，蕾亚在姐姐房间里玩的时候，把一颗珍珠放到了嘴里。要是没被发现，蕾亚可能就会窒息。赛琳娜并没有慌张，马上进行背部拍打。拍打第二下时，珍珠就被吐了出来，蕾亚也没有留下任何后遗症。如果赛琳娜没有参加过培训，无法想象情况会变得多么糟糕。

总 结

确定堵塞类型：部分堵塞或完全堵塞

部分堵塞：一个人如果被噎住，但依旧可以咳嗽、讲话、叫喊或哭泣，那么这种情况是部分堵塞。

完全堵塞：无法有效呼吸或完全无法呼吸。

如果是完全堵塞，交替进行背部拍打和胸外按压（适用于婴儿）或腹部按压（适用于儿童和成人），直到异物被吐出或孩子开始咳嗽。

注意，对婴儿进行胸外按压应使用两个手指，位置在距离肋骨最下方连接处往上一指宽的地方。对于儿童和成人则应在胃部进行按压，方向为后上方。

大胆求教专业指导，在孩子排出异物后，一定要咨询医生建议。

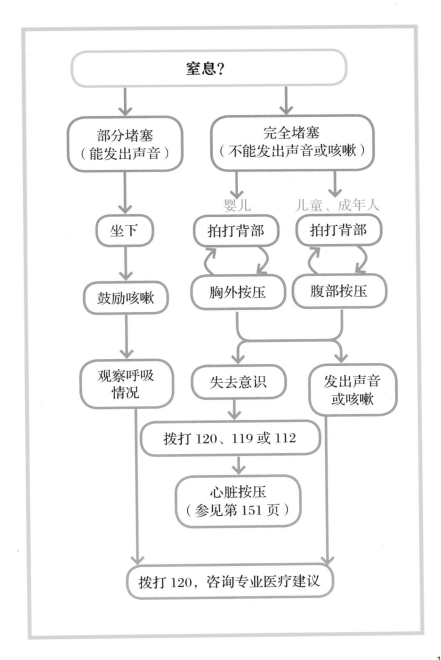

第二章
身体不适

注意，我们并不是医生，不能进行诊断。但我们能教会您如何判断孩子身体不适，从容地面对救援人员可能提出的问题。

身体不适很难界定，因为涉及多种不同的症状。不适是指意识正常的人感觉不舒服，并且表现出一些不同寻常的迹象，如强烈的腹痛、头痛等。这种情况如果发生在儿童身上，那么他一般都能描述自己的感觉，但如果发生在还不怎么会说话的婴儿身上，那情况将变得复杂。

在这种情况下，请回忆一下儿科医生的话。在孩子出生后的第二天，儿科医生一般会告诉你："要相信自己为人父母的直觉。"一般来说，如果情况很严重，作为父母的我们会感知到。

1. 什么是身体不适

在儿童和婴儿身上，身体不适发生的概率要远远低于成年人，所以一旦出现此类问题就必须引起高度重视，立即去看医生或咨询专业建议。那么，如何辨别小毛头出现了身体不适呢？

出现身体不适的时候，孩子依旧能够回应我们的关心——他们意识清醒，但会出现不同寻常的迹象。例如，他们会出汗、恶心，严重腹痛或头痛，呼吸或讲话困难，感觉寒冷、耳鸣，失去平衡……

类似情况不一而足！这也是除了"痛苦的感觉"之外，很难界定身体不适的原因，因为身体不适的缘由并非总是显而易见的。

当然，身体不适也可能由疾病引发，如中毒或过敏等。

2. 急救要点

一旦确认孩子身体不适，或者说基本确认后，应按照以下步骤进行操作。

- **让孩子处于休息的姿势**，最常用的是平躺，如果孩子喜欢其他更舒适的姿势，例如坐起来，那也同样可行。

- **如有必要，脱去孩子的衣物**（例如肚子疼时）。

- **密切观察孩子的情况**：从头到脚检查一遍，观察是否有不正常的迹象。记得检查要仔细！

- **耐心听孩子抱怨**，不要试图引导孩子回答，因为这可能会影响您的判断，或导致孩子忘掉想说的重要信息。这个时候，不需要做一个为孩子包办一切的母亲。

- **对孩子进行提问**（尤其是当对方不是您的孩子，您对其不够了解时）：

（1）"你几岁了？"

（2）"你以前出现过这样的身体不适吗？""多少次？"

（3）"你以前去过医院吗？""因为什么原因？"

（4）"你从什么时候起感觉不舒服的？"

（5）"你平时有没有接受过什么治疗？""哪一种治疗？"

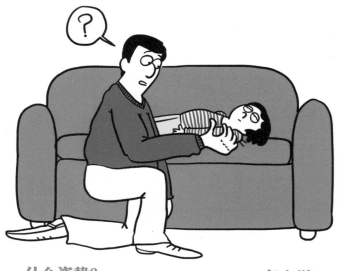

·**什么姿势?**

平躺（若感觉呼吸困难，则可采取坐姿）。

·**怎么做?**

观察，倾听，对孩子进行提问，联系急救并且说清楚重要信息。

· **梳理并说清楚情况**。拨打 120、119、112 时，将相关信息如实告知急救人员，主要包括：孩子的年龄、身体状况、异常情况持续的时间、既往病史、曾接受过的治疗等。

· **遵循急救指示**。例如，让孩子休息，喂食扑热息痛，联系医生，送往急救，等等。

· **做好遮盖保暖工作**，避免孩子着凉。

· **注意**，如果情况加剧或症状持续，需要立刻再次联系急救。

如果孩子身体不适，在没有医生指导的情况下，绝不要喂他喝水，因为一旦需要手术，喝水可能会导致手术时间推迟。注意，只有在需要服药时才能喝水。同理，不要给孩子喂食糖果或其他食物。

3. 几种特殊情况

高烧

孩子发高烧时，请脱去孩子的衣物，然后用澡巾擦拭其颈部（注意避免澡巾过烫或过冷）。

糖尿病引起的不适

如果孩子有糖尿病，并正在接受治疗，应将其放平，然后帮助其用药。

呼吸

如果孩子出现不适，并呼吸困难，请让其保持坐姿，以帮助他更好地呼吸，然后拨打120呼叫救援。

痉挛

出现痉挛时，尽可能把孩子放到安全的地方，避免其受伤。在痉挛发生时，应避免触碰孩子，不要把东西塞到他口中，更不要把您的手指放入他嘴里。在痉挛发生后，应让孩子躺下侧卧。

过敏

即使使用以前并不过敏的产品，孩子也可能会在某天突然出现过敏症状。严重的过敏反应包括皮肤发红或出现水泡、疹子、瘢痕，以及脸部、颈部、眼部肿胀，还有呼吸障碍等。

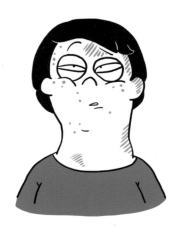

- 不要给孩子喂水或食物，也不要擅自用药，以免危险加剧。
- 立刻联系急救（120、119 或者 112），向对方描述您观察到的症状。
- 对于一些并不严重的过敏反应（如瘙痒、轻度发炎、局部出疹），也应尽快联系急救或者您的家庭医生。
- 事后，应咨询专业医生，确定引起过敏的具体原因，避免此类现象再次发生。

总 结

身体不适？

让孩子摆出舒服的姿势——平躺。
在呼吸不畅的情况下可坐起

观察并倾听

问题：
年龄？第一次发作时间？发作持续时间？
既往病史？治疗情况？住院情况？

拨打 120、119 或者 112，如实告
知相关信息，并咨询医疗建议

避免过热或者过冷

实时照看
情况若有变化，再次联系急救

第三章
失去意识

您是否遇到过这样的情况：在几秒钟之内失去知觉而后又恢复意识？如果是，那说明您失去过意识。失去意识，是指在有呼吸时进入无意识的状态。但究竟何为"无意识"？当我们无法回答问题，无法对外界刺激做出反应时，就是处于"无意识"状态中。简言之，我们会失去精神，所有肌肉（包括舌头）都松弛下来，没有任何反应。

1. 认识"失去意识"

对于已经能说话的孩子，想要判定其意识状态，可以向他提几个简单的问题，观察他的反应："你听得到么？如果听得到，那就握住我的手，睁开眼睛。"

如果孩子年龄过小，还不会说话，那么可以制造一些噪音（如大力拍手、大声说话或叫喊），然后轻触其敏感区域（例如脚底），观察孩子的反应。

上述是我们面对一个失去意识的孩子（或成年人）时需要做

的第一步。

注意！如果失去意识的人面朝上躺着，在地心引力的作用下，舌头会缩回喉咙，各种体液的流动也会停滞（口水、血液、胃液），因为此时人已丧失吞咽功能。在这种情况下，患者会呼吸困难。

为了避免这种危险发生，需要把失去意识的患者翻向一侧，让他的喉部松弛、舌头侧向地面，使口中的液体顺利流出。这种姿势用急救术语来说，就是"恢复体位"。

接下来，我们将进行详细解释。

2. 急救要点

当发现孩子（或成年人）失去意识时，请按照以下步骤进行操作。

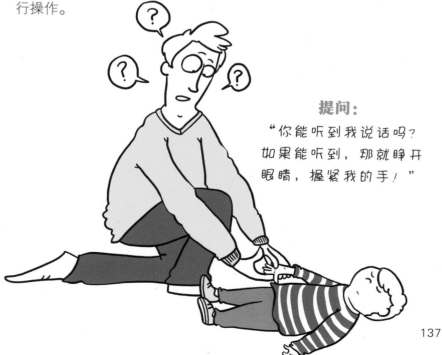

提问：

"你能听到我说话吗？如果能听到，那就睁开眼睛，握紧我的手！"

第一步：评估意识状态

如上文所述，首先要做的是通过交谈、触碰或制造噪音来刺激孩子做出反应，了解孩子是否存有意识。

· **如果孩子能够做出反应**或回答问题，说明他处于有意识的状态，只是身体不适。

· **如果孩子无法做出反应**且无法回答问题，说明他已经失去意识。

第二步：呼叫救援

如果孩子已经失去意识，观察一下现场是否有可以提供帮助的人。

第三步：清理气道，判定患者能否呼吸

这一步十分重要——设法使患者的舌头离开喉咙底部，让空气流通，使其能够正常呼吸。

事实上，如果一个人失去意识，并且面朝上平躺时，舌头会缩进喉咙底部，喉咙中的一些液体因此会受到阻塞，从而引起呼吸困难。

◎ **适用于婴儿的急救要点（0~1 岁）**

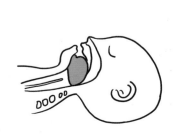
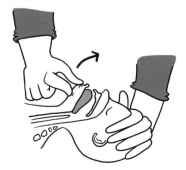

· 如果婴儿失去意识，应轻轻地将其头部与上半身摆成一条直线，略微抬起孩子的下巴，使婴儿的眼睛正向上。在这个过程中，动作要轻缓，避免过度抬升下巴。

· 保持婴儿头部处于恰当位置之后，开始进行下一步骤，以便评估其呼吸状况（参见第 140 页第四步）。

1岁以上儿童（及成年人）急救要点

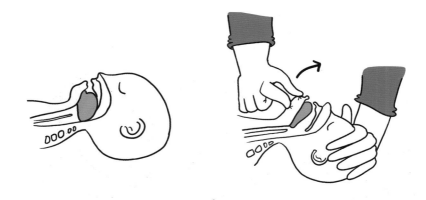

· 如果孩子失去意识，而且脸朝下躺着，那么首先应该将他的身体放直，摆成面部向上的姿势。

· 然后，把您的手掌放到孩子的前额，另一只手的手指放在其下巴位置。如图，就像玩弄下巴上的小胡子那样的手势。

· 按住其头部，一边轻轻将孩子的头向后靠，一边抬起其下巴。保持这种姿势，进行下一步操作，检查孩子的呼吸状况。

第四步：检查呼吸状况

凑近患者的面部，同时保持其头部姿势，检查其十秒钟内的呼吸情况（可以高声数数：1、2、3、4、5、6、7、8、9、10）。

观察患者腹部和胸部的起伏情况。尽力感受您的脸颊上是否有患者呼出的气息。

1. 保持相应姿势，检查呼吸状况。

2. 观察其胸部或者腹部是否有起伏。

3. 凑近其面部，感受呼吸情况。

4. 仔细听是否有呼吸声。

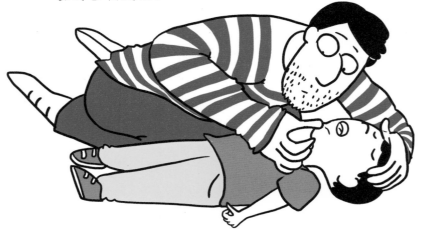

🌀 如果患者有呼吸，那么说明他只是失去了意识。需要将其身体翻向一侧，开始进行下一步操作。

🌀 如果患者没有呼吸，则说明其心脏已停止跳动，需要进行心脏按压（参见第 151 页）。

第五步：恢复体位

恢复体位，又称复苏体位。

您可以任意选择将患者转向左侧或右侧。如果患者戴着眼镜，注意及时摘除。

◎ 婴儿恢复体位（0~1 岁）

抱住婴儿，使其朝向外侧，并使他张开嘴巴。

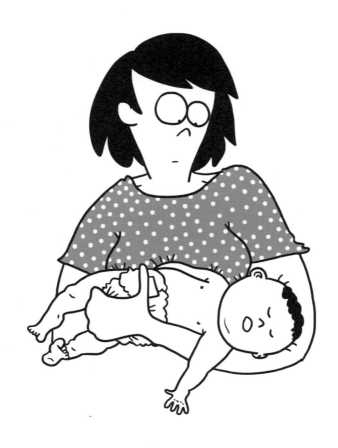

🌀 1 岁以上儿童（及成年人）恢复体位

如果孩子的双腿弯起或分开，则应将其双腿放拢。您应跪在孩子的身侧，大约与孩子胸部同高，然后进行操作。

1）**将孩子靠近您一侧的手臂弯成直角**，使肘部弯曲、手掌向上（图 1）。

2）**抓住孩子的另一条手臂**，使其手背贴着耳朵（注意是靠近您一侧的耳朵），同时用您的手掌覆盖孩子手背，这样可以在下一步操作中保护孩子的脊柱（图 2、图 3）。

在下一步中，不要松开手。

3）**将您的手始终盖在孩子的手上**，将离您较远的一条腿弯曲起来，但注意不要使脚离开地面。弯起的腿可以发挥杠杆的作用，使您较容易地翻动孩子，哪怕他比较重。

4）**按住孩子的膝盖**，将其转向面向您的一侧，直到膝盖接触地面（图 4）。

5）**轻轻地抽出您的手**，因为此时它正贴在孩子的头下（图 5）。将孩子屈起的腿贴着地面弯成直角，这样可以使他更加稳定地贴着地面，帮助孩子呼吸。

6）**最后，打开他的嘴巴**，让里面的液体流出，使其尽可能顺畅地呼吸（图 6，接下页）。

好了，孩子现在侧躺着，处于稳固的恢复体位。

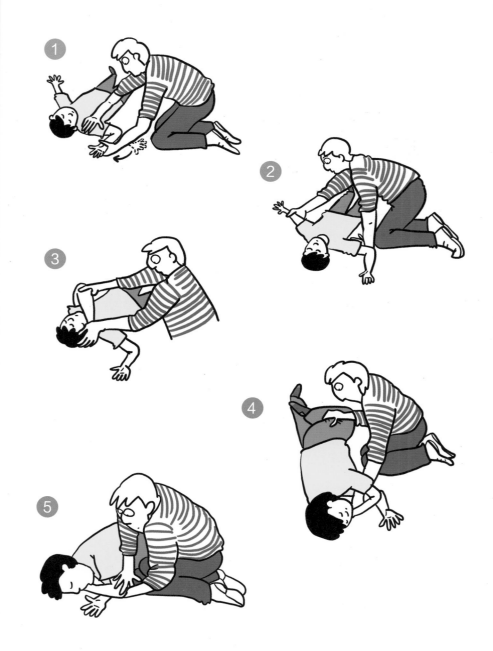

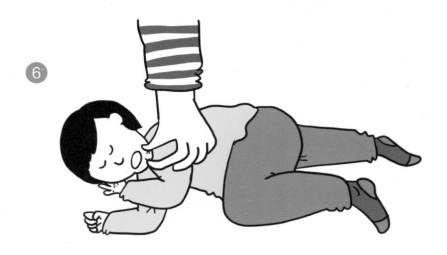

第六至第七步：拨打急救电话并检查呼吸

病人被置于恢复体位后，应立刻拨打急救电话。之后，再次查看其呼吸情况（可以将手放在其腹部），直到急救人员到来。

如果病人停止呼吸，在拨打急救电话后，应该进行心脏按压（参见第 151 页）。

第八步：护理

在等待救援的过程中，要记得盖好病人的身体，防止其着凉。

现在，恭喜您已经学会了如何将病人置于恢复体位！您可以让您的伴侣充当实验对象，进行几次实践操作，以便更好地记清相关步骤。

总 结

失去意识?

当一个人无法作答或给出反应时，可以判断其已经失去意识。在这种情况下，轻轻将其头部后仰，观察其呼吸情况。

如果病人有呼吸，将其置于侧卧位，保持体位稳定。

打开病人的嘴巴，以便口中液体流出。

立刻拨打急救电话，注意观察病人的呼吸情况，并盖好病人的身体。

如若病人是婴儿，将其头部放正，检查其呼吸状况。然后将婴儿侧放在您的胳膊上，打开其口部。

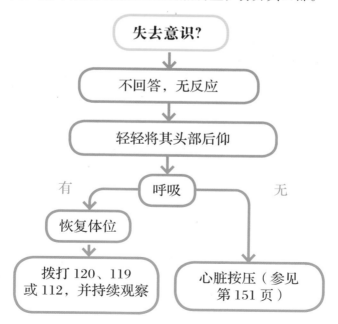

失去意识?

不回答，无反应

轻轻将其头部后仰

有　　　　呼吸　　　　无

恢复体位

拨打 120、119 或 112，并持续观察　　　心脏按压（参见第 151 页）

第四章
心跳暂停

说到心跳暂停，我们不由得想到了《实习医生格蕾》或者《急救》剧集中的情景：穿着白大褂的人来来往往，各种仪器持续发出"哔哔"声，飞快的节奏和遍地的悬念令人精神紧张、不忍卒视。

毋庸置疑，心跳暂停是一种令人心焦的意外。但幸运的是，这种情况在婴儿和儿童身上极少出现。即便出现，也往往是窒息、溺水或出血的后续反应。但在成人当中，心跳暂停较容易出现。

如若出现心跳暂停，要知道每一分钟都异常宝贵。首先要做的是呼叫急救，这需要在心脏按压之前完成。进行心脏按压需要耗费大量体力，且不易操作，所以需要在这之前尽快通知救援，以便其到达后进行接替。在拨打救援电话后，马上进行心脏按压、除颤、再次按压。这些步骤有望增加 4%~40% 的生存率，且不会给病人带来不良后果。

超人父母的小窍门

* 在拨打急救电话时，**我会打开手机的免提功能，**以便腾出双手，进行相关操作。

* 然后，如果我忘掉了相关动作，**急救人员会对我进行指导。**

一旦通知完急救人员，应立刻交替进行心脏按压和人工呼吸（口对口人工呼吸）。每 30 次心脏按压后，应进行两次人工呼吸。

如果面对的是一位不认识的病人，且您不愿意进行人工呼吸的话，则需进行不间断的心脏按压，直到救援人员到达。毕竟哪怕只是单纯的心脏按压，也好过什么都不做。

1. 如何辨别心跳暂停

在进行心脏按压之前，应确认病人是否处于心跳暂停状态。如果心脏不跳动或跳动频率极度不正常，就无法给大脑提供氧气，这种情况就是心跳暂停。

满足两条标准可以判断为心跳暂停：病人失去意识，并且不再呼吸。若不确定呼吸是否停止时，应将对方看作呼吸停止，进行心脏按压。

小贴士

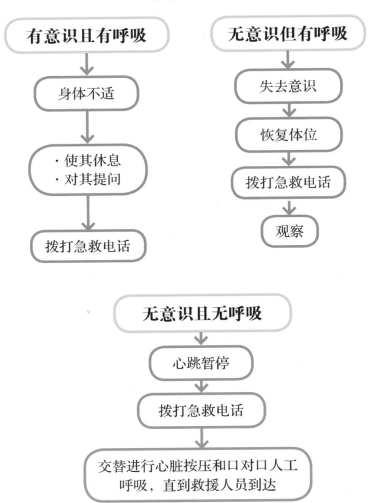

让我们回顾一下前几章的内容：评估病人的意识状况，然后确认其呼吸状况。

2. 急救要点

现在，我们来复习前一章关于失去意识的相关内容（第136页）。

步骤一：评估意识状况

让孩子面朝上平躺。

尝试让孩子做出反应，查看其是否有意识。轻戳孩子的身体，提一些简单的问题（你可以听到我说话吗？如果可以听见，睁开眼睛），然后摇摇他的肩膀或手，测试孩子的反应情况。

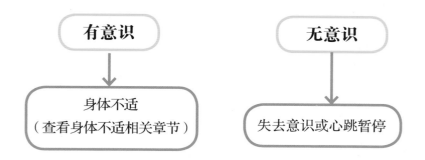

步骤二：呼叫急救

如果您单独和一位失去意识的病人在一起，那么最好在周围寻找帮手，以便为您提供帮助。

步骤三：疏通呼吸道

◉ 婴儿（0~1岁）

将婴儿的头部摆正，使其和躯干处在一条直线上，然后抬起婴儿下巴。

保持头部姿势，然后进行下一步操作，以便评估其呼吸情况。

对于儿童（1岁以上）和成年人

将孩子的额头轻轻向后靠，一只手放在他的额头上，另一只手把额头向上抬起。保持这个姿势，再进行下一步操作，以便评估其呼吸状况。

步骤四：评估呼吸情况

把您的脸凑近孩子的脸，同时保持上一步骤中头部的姿势，然后评估其呼吸状况，持续十秒以上：

- 观察其腹部和胸部是否有起伏。
- 用您的脸颊感受他的呼吸。
- 听他是否有呼吸声。

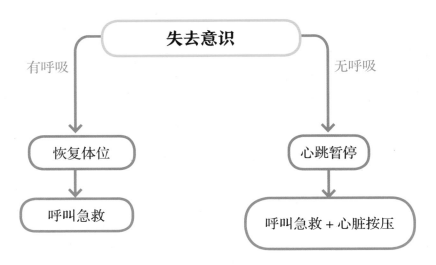

步骤五：呼叫急救

在病人没有呼吸的情况下，立刻拨打 120、119 或者 112 呼叫急救。

如果您独自一人，最好打开手机免提功能，以便腾出双手，按照收到的相关指导进行操作。至于除颤器，除非您能一眼看到它，否则不要浪费时间去找。

如果现场有其他人，应请求其帮忙拨打急救电话并寻找除颤器（在周边有除颤器的情况下），然后开始心脏按压。

为了使说明更加清晰，我们将会在后文中进行详细阐述（请见第 159 页）：除颤器是什么？放置在何处？如何使用？

步骤六：实施心脏按压

在实施心脏按压之前，请您注意遵循急救的正确流程或接受正规培训，因为任何技术操作都只有在实践中才能真正掌握。

为了使心脏按压取得更好的效果，您应当了解每一个动作的作用。人工呼吸可以帮助空气进入病人肺部。胸外按压可以帮助氧气流通到各个器官（尤其是大脑），从而建立人工循环。只要氧气能够到达大脑，情况就没有那么严重，这说明病人日后能够重新恢复正常生活，不会留下后遗症。脑部缺氧会在短时间内带来伤害，因此最紧要的事情并不仅仅是重新恢复心跳，而是确保身体组织和大脑的供氧。

实施心脏按压时，每进行 30 次胸外按压后，应进行 2 次人工呼吸。

让孩子面朝上平躺，然后露出胸部。之后，您应跪坐在孩子身边，对其进行心脏按压（按压和人工呼吸交替进行）。

超人父母的小窍门

如果我周围还有其他人，我会请求在场人员与我进行交替操作（每2分钟进行替换），因为在救援人员到来前，要想不间断地进行心脏按压，是极其耗费体力的。如果其他人不懂得如何按压，我会提供相应的指导。

对于婴儿和儿童这两个不同群体，心跳暂停情况下的胸外按压和人工呼吸并不完全一样，所以我们需要分别探讨。

◉ 婴儿（0~1岁）

● 胸外按压

脱去婴儿的衣物，将一只手的两个手指指腹放在婴儿的胸骨连接处，再向上移动一个手指的宽度。

手指的位置与前文中提及的窒息急救的位置一样（参见第120页）。

虽然您面对的是一个婴儿，但是胸外按压仍需达到一定强度，大约要按进胸腔4厘米深。如果您害怕用力过度，可以换个角度想想，即便弄断孩子的一根胸骨，也总比失去一条生命要好得多。务必记得，两次按压之间要让胸部充分回弹。按压的频率在每分钟 100~120 次，大约是每秒 2 次。

完成 30 次胸外按压之后，要进行 2 次人工呼吸，接着再次进行胸外按压，并且保持住节奏。以此频率和强度进行操作，直到救援人员来临，或者找到除颤器。

哪里？
胸骨连接处一指宽以上的位置。

怎么做？
用两个手指指腹。

用怎样的力度？
按入胸部4厘米。

以何种频率？
每分钟100～120次（每秒2次）。

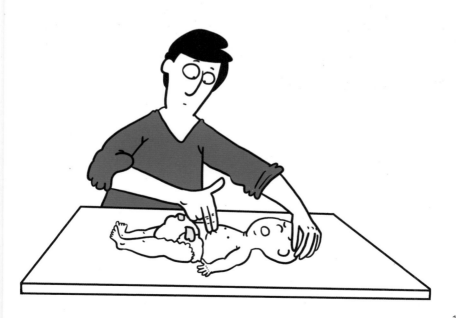

● 口对口人工呼吸

将婴儿的头放正，下巴向上抬。

吸气，然后再次以同样的方式吹气。

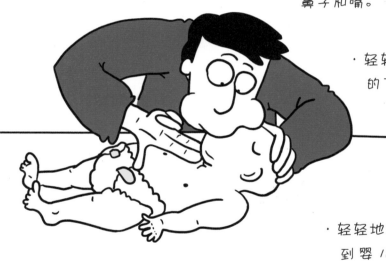

· 您的口部包
  裹住婴儿的
  鼻子和嘴。

· 轻轻抬起婴儿
  的下巴。

· 轻轻地吹气，直
  到婴儿的胸部
  凸起。

重复上述动作，每30次胸外按压后进行2次人工呼吸，直到找到除颤器或救援到来。

◎ 儿童（1~8 岁）

● 胸外按压

露出儿童的胸部，将手掌根部放在胸骨连接处一指宽向上的位置。

向下按压胸部，按进胸腔约 5 厘米的深度，然后松手。每次按压间隙，手不要离开原位，但要让胸廓恢复初始状态，使心脏充盈回血。注意，按压的时间应该与放松的时间相同。

聚 焦

成年人（8 岁以上）胸外按压

> 对于成年人来说，胸外按压的方法基本一致。

> 一只手的掌根放在胸部中央，位于胸骨中下 1/3 交界处的位置。

> 另一只手叠加其上，双手手指交叉。

> 实施按压，按下 5 ~ 6 厘米深。

> 为了使按压更有效，且保持合适的力度，您的上肢可以向前倾斜，使肩膀正好处于患者的胸部位置。

> 伸长双臂并打开手肘。这可以让您使出更大的力气。再次重申，不要害怕按压，哪怕会压断胸骨。

· **何种力度？**
将胸部按下
三分之一。

· **何种节奏？**
每分钟100~120下。

· **使用手的什么部位？**
用手掌后部按压。

· **在何处按压？**
在胸骨连接处向上一个
手指的位置。

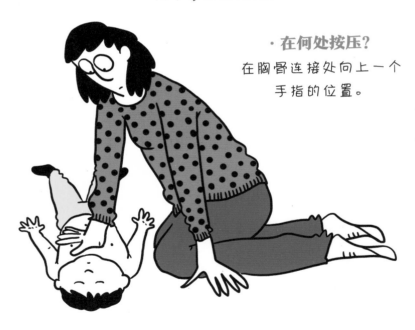

最后，对儿童进行按压的节奏跟对婴儿按压时的节奏是一致的：每分钟 100 ~ 120 次，约每秒钟 2 次。

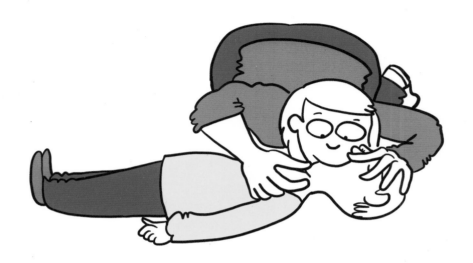

● 人工呼吸

向儿童和成年人实施人工呼吸的方法是一样的。

1）按住额头，将孩子的头向后靠。

2）用拇指和食指捏住孩子的鼻子，保持头部向后，一只手始终放在其前额。

3）用另一只手掰开孩子的嘴，并使其下巴抬起，避免舌头占住喉部。

4）张大您自己的嘴巴，包裹住对方的口部。

5）慢慢地吹气，直到对方胸部鼓起。

6）再次吸气，再用同样的方法吹气。

7）以30次胸外按压、2次人工呼吸的节奏交替进行，直到拿到心脏除颤器或救援人员到来。

如果您不太愿意进行口对口人工呼吸（例如您比较介意陌生人或流血的伤者），那么可以对病人持续进行心脏按压，直到救援到来。不要有负罪感，这也是很正常的事情。您依然是在拯救他人的生命。

心脏按压的节奏需保持一致，每分钟100 ～ 120次。

超人父母（音乐迷）的小窍门

为了保持正确的节奏，我会唱一些每分钟100拍的歌曲。最常用的例子是比吉斯（Bee Gees）的Stayin' Alive。在此我提供一个播放列表，用于为心脏按压打节奏：

* Stayin' Alive（Bee Gees）

* La Marseillaise

* Can't Stop The Feeling（Justin Timberlake）

* Crazy In Love（Beyonce et Jay-z）

* Hips Don't Lie（Shakira）

* Dancing Queen（Abba）

当然，在外人看来，救援者一边哼唱贾斯汀·汀布莱克（Justin Timberlake）的歌，一边进行心脏按压，似乎不太严肃。但这并不重要，因为我们是在完成一个性命攸关且颇具英雄主义的行为。

3. 除颤器

您知道吗？很多地方都有除颤器，但往往没人会使用，也没人敢用。

但这对于婴儿来说意义重大，儿童或婴儿常常是心跳暂停的受害者。作为施救者，如果手边有除颤器的话，可以用来协助完成心肺复苏。

什么是除颤器？

除颤器用于恢复心率，使心跳重新回到正常状态。但请注意，心跳除颤器不能取代心脏按压，后者的作用是为大脑和心脏传输氧气。

在没有通过心脏按压使大脑恢复供氧前，除颤器是无效的。

上述内容听起来似乎过于理论化，但为了正确操作除颤器，我们应当充分理解其作用。

◉ 除颤器套件的组成

除了除颤器本身之外，除颤器套件由什么组成？

· 剪刀用于剪除外衣，以露出胸膛来安贴电极。

· 敷料纱布用于擦干胸部。

· 一次性剃刀用于剃除贴电极处的毛发。

除颤器内部可能配置节拍器，用于帮助施救者在实施心脏按压时掌握节奏。

部分除颤器甚至还配有电极垫，用于提示按压力度是否足够大，并进行节奏提示。

注意，绝不要关闭除颤器！心跳分析需要被记录——对于前来救援的医护人员，这是一项非常重要的内容。

◎ 易于操作的仪器

即便对于没有操作经验的人，除颤器的使用也不会有危险。机器附带电极的贴放示意图，可以提示操作者如何正确地在身体上贴放电极。除颤器并没有使用说明书，因为它的操作非常简便，即使对于儿童来说也是如此。唯一要遵循的原则就是按照语音提示进行操作。

总之，十分简单：当除颤器开始语音提示，请仔细聆听，因为语音会告知我们该怎么做！

哪里可以找到？

在机场大厅、飞机上、火车站、商业中心、政府机构、大型游泳馆、健身房、体育场、图书馆、博物馆、市政厅等地都可以找到。此外，一些药店也正在配备除颤器。

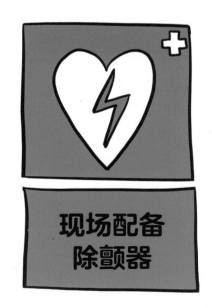

现场配备
除颤器

在未来，除颤器甚至可以由无人机来运送。在瑞典进行的测试表明，通过无人机运送除颤器可以节约长达几分钟的宝贵时间。

除颤器很容易识别，它有一个中间带有闪电的心形标志。

卡洛琳娜有一次和女儿去电影院，遇到一位心脏不适的病人。病人的母亲受过急救训练，立刻对其进行心脏按压。同时她向周围的人描述心脏除颤器的标识，让他们尽快帮忙找来。卡洛琳娜也立即行动起来。幸运的是，电影院就坐落在一个商场内，卡洛琳娜很快在附近找到了除颤器，迅速把它拿给了施救的女士，并帮助其安装好电极。救援人员赶到后继续进行心脏按压，病人成功获救，并且没有留下任何后遗症。卡洛琳娜帮上了大忙!

如何使用？

如果您独自同心跳暂停的病人在一起，不要离开他去寻找除颤器，除非除颤器就在您的视线范围内。

如果现场还有其他人，那么请他们尽快找来除颤器。拿到除颤器后，您需要继续对病人进行心脏按压，除颤器由另一人负责打开包装并贴好电极（如果对方没有急救经验，您可以一边对其进行指导，一边进行按压）。

只有当除颤器提示不要触碰病人时，也就是正在分析心跳节奏和进行电击时，胸外按压才应当停止。

◎ 使用方法

部分除颤器是自动型，会自动发出电击（当然，在此之前会有倒数提醒）。另一部分则属于半自动型，需要我们按下按钮才会发出电击。但不论哪种情况，都需要遵循以下步骤：

- 打开仪器（这一步骤非常简单，您绝不会出错），听从仪器的各种提示；

- 如果病人的胸部潮湿，则需要擦干；

- 如果病人躺在金属板或者潮湿的地上，则应将其挪至他处；

- 遵照除颤器的提示，把电极贴在患者胸前（应提前除去衣物）；

- 接通除颤器电极；

- 等待提示；

- 在进行心率分析时，不要移动患者，以确保分析结果准确；

- 电击过程中应远离病人（不用担心，除颤器会预先提示）；

- 如果除颤器提示无须电击，则应立刻再次进行胸外按压。

◎ 正确放置电极

大部分情况下，除颤器包含成人用电极和儿童专用电极（适用于儿童和婴儿），后者的电流强度更加适合儿童。一个电极应贴在胸部，另一个电极应贴在背部，见示意图。

部分除颤器只配备成人用电极。但最新的型号可以自动适应不同年龄的病人。科技进步万岁！

在使用各类除颤器时，务必遵循生产厂家提供的贴放示意图提示。

电极请按以下方式使用：

- 若有**儿童专用电极**（适用于儿童和婴儿），请遵照厂商提供的贴放示意图进行操作。

· 若只有**成人用电极**，将一个电极贴在孩子的胸前，另一个贴在背部两侧肩胛骨之间。

只有成人用电极

一个贴于胸部中央　　另一个贴于背部两侧
　　　　　　　　　　　肩胛骨之间

> ## 聚 焦
>
> ### 如何对成年人使用电极？
>
> 若用于成年人，应将一个电极贴于右胸，另一个贴于左胸。

总 结

是否使用除颤器?

若有人心跳暂停,并且失去意识、没有呼吸,请按照以下步骤操作:

拨打急救电话,在可能的情况下,找到除颤器。

开始心脏按压:每进行 30 次胸外按压后配合 2 次人工呼吸,节奏为每分钟 100 ~ 120 次,中间不要间断,直到救援人员到来。

使用除颤器,并再次进行心脏按压,直到救援人员到来或病人呼吸恢复。

除颤器用于心跳暂停的病人,但不能代替心脏按压。

如果在您的视线范围内有除颤器,可以自行取用。若没有,则应请在场人员代为寻找。

打开除颤器,仔细听其发出的指令,并且按指令操作。

除颤器的使用十分简单,也不会加剧病人的病情,因此在遇到心跳暂停的病人时,请大胆使用除颤器。

心跳暂停总结

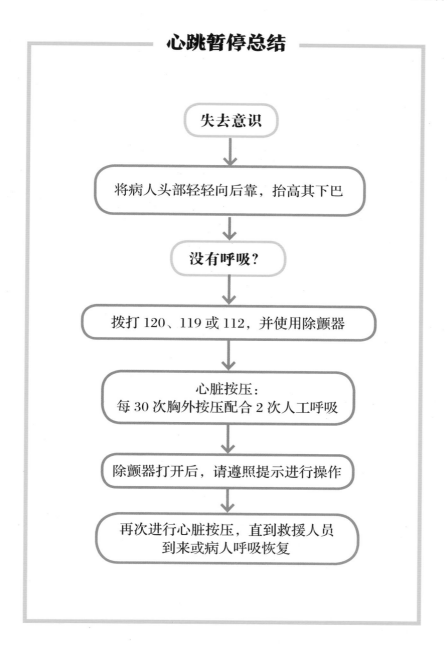

失去意识

将病人头部轻轻向后靠，抬高其下巴

没有呼吸？

拨打 120、119 或 112，并使用除颤器

心脏按压：
每 30 次胸外按压配合 2 次人工呼吸

除颤器打开后，请遵照提示进行操作

再次进行心脏按压，直到救援人员
到来或病人呼吸恢复

第四部分
创伤后的应对

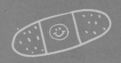

　　作为父母、祖父母或任何一个关心孩子的人，我们无法眼睁睁看着他们承受痛苦，无论是在身体上还是精神上，无论只是轻微的压力还是严重的创伤后压力。

　　我们应该了解他们的伤痛，安慰他们，消除他们的痛苦。

　　每个孩子都有自己的行为反应方式。因此，对于成年人来说，作出恰当的应对、说出合适的话语、采取正确的行动，并不是件容易的事。

　　那么，我们应该如何预测他们的反应，如何陪护他们，让他们尽可能少地留下后遗症？我们能否在保护他们的同时又控制我们自己的焦虑？我们是否有能力帮到自己的孩子？

　　既然我们总是希望能把最好的带给小宝贝们，那就让我们一起来了解如何为他们提供帮助，如何避免错误的做法吧。毕竟尽管我们深爱他们，我们却并非完美之人。

第一章
儿童角度

孩子们各有各的特点，同一年龄段的孩子会拥有不同的家庭背景和行为方式，即使来自同一家庭的孩子也会有截然不同的个性。面对相同的情形，有些孩子不会有明显的反应，有些则会立刻产生身体或心理上的反应，而反应的方式也各有不同。

所以，我们成年人需要学会倾听、仔细观察，有时甚至需要揣摩孩子们言语中的真实想法。我们还需要自我思考，问问自己是否有能力帮到他们。必要时，我们也可以选择接受别人的帮助。

我们现在为您提供一些指导性的建议，让您可以更好地理解孩子们，预测他们可能出现的反应，并且在困难时刻为他们提供支持。

我们曾向心理学家咨询过专业意见，在后文中，我们将把这些有用的建议提供给您。

1. 影响孩子反应的因素

孩子的年龄

由于年龄不同、身体发育情况不同、成熟度不同，特别是对于死亡的认识不同，我们的孩子对于同一件事会有不同的感受。

然而，幼小的年龄和天真的个性并不能使他们免受意外带来的创伤。

◎ 婴儿

您知道吗？婴儿的视力很弱，但听力却非常敏锐。这便是为什么他们能够免受一些可怕场面的困扰，但对一些大的声响却十分敏感，如物件掉在瓷砖地面上的声音。

另外，还没有学会走路和说话的小婴儿更是脆弱。因为无法行走，他们只能依赖于大人。

想象一下：一个七八个月大、只会爬行的小婴儿，看到有东西掉在他的身旁。这件事对孩子来说具有创伤性，因为他明白掉落物件很危险，但他还不会行走，根本无法躲开或远离。没有语言能力的他们也无法用话语表达出自身的恐惧，只能哭泣或叫喊。因此请注意，他们不会讲话，并不意味着他们什么都不懂。即使他们还无法回应，我们也应当同他们多交流，因为他们能够通过语调、音色和面部表情理解我们想要表达的意思。

◎ 儿童

与婴儿相比，儿童更加独立，他们已经能够行走，能够用有限的语言表达自己的需求。

孩子在十分年幼时就能通过我们的反应做出镜像反应：他们并不一定对某些事情和危险具备足够的认知，他们面对危险时的表现，一般只是对大人的模仿。比如，一次较严重的跌倒之后，如果我们表现得非常焦虑、紧张，他们也会表现得很有压力。相反，如果没有感知到我们行为和情绪的变化，他们就会将意外事件淡化，或者干脆认为毫不重要。

因此当意外发生时，在孩子面前，我们应当格外留意自己的表现。

另外，他们对于死亡的理解也同年龄密切相关。6 岁之前，死亡对他们来说是一个抽象的概念，他们对于所经历的危险不一定有明确的认识。6 岁之后，他们会对人身安全或死亡形成更具体的概念，并且会结合曾经目击的意外，对相应的后果有更清晰的认识。

孩子的个性

当孩子在日常生活中经历意外时，他的个性将成为影响其反应的一个因素，这是十分正常的。如果他腼腆而保守，那就会与外向且健谈的孩子持有不同的反应。

让我们来看看有一对 8 岁双胞胎女儿的乔安娜的例子。两个孩子都见到过同学在餐厅窒息的意外。两个孩子年龄相同，家庭背景相同，但萨沙比姐姐佐伊更加内向。这种性格的差异也表现在她们的反应上：接下来的两个星期内，萨沙拒绝在食堂内吃饭，而姐姐并没有表现出任何特别的反应。

所以，我们不能期待孩子会做出与其他同龄的孩子或同龄兄弟姐妹一样的反应，因为每个人的个性都不尽相同。

有一个传统的说法：家里最年长的孩子往往最聪明，第二个孩子往往最叛逆，而最小的孩子往往最有趣。如果您有好几个孩子，您就会看到，每个孩子的反应都与其性格相关，不可能用一个孩子的反应来推测其他孩子。比如，老大可能走路很晚，但18个月就会说话，而最小的那个孩子可能9个月就会站立，但学会说话却很晚。

面对意外也是如此：每个孩子的反应可能截然不同。

家庭环境

家庭环境也是影响孩子反应的一项重要因素。

◎ 家庭模式

单亲家庭里成长的孩子受到的家庭教育模式可能同普通家庭的孩子不太一样。如果双亲一方比较脆弱（例如残疾、抑郁、疾病）或经常缺位（例如外出频繁、工作繁忙），这些因素也会影响到孩子的行为模式。它们可能会成为孩子脆弱的来源，导致他们在面对创伤事件时更加软弱。

但要注意，不能因此一概而论。有些孩子虽然成长于复杂的家庭环境中，但行为举止却十分稳重；有些孩子虽然成长环境普通，但行为模式却十分特别。

◎ 家长的形象

有时候，孩子与成人的视角会截然不同。某些在成人眼里无关紧要的细节，可能是孩子的特别关注对象。

我们来看看卡里娜的例子。在某次滑雪跌倒时，她的手臂造成骨折。这件事情让女儿妮娜非常紧张，因为她看到了母亲脆弱的一面，这时的母亲不再是那个无所不能、可以时时保护女儿的人了。

◎ 感知冲突

同样，父母间的争执也会让一些孩子觉得紧张焦虑，虽然争吵本身对于父母来说十分正常。

◎ 家庭地位

孩子在家庭中的位置也会影响其行为方式。

杰雷米十年来一直是家中的独子，直到最近妹妹降生。过去他都是独自一人，现在他必须和新生儿分享家中的位置，共享自己的卧室。

在孩子的行为模式养成中，上述因素都会带来或多或少的不确定性。年龄、个性、家庭背景、行为模式和心态的稳定性——这些会使得人在面对同一问题时做出不同的反应。

2. 儿童反应的缺失

"请问，我的孩子遭遇了一场严重的事故，但他没有任何反应。这正常吗，医生？"

正确的做法是，作为父母、祖父母或任何一个关心孩子的大人，我们不一定要"期待着"孩子在遭遇创伤后出现某个特别的反应。

在见到或遭遇某场意外后，孩子可能会受到严重的影响，但他们并不一定会表现出某种特殊的反应，也许看起来就好像什么都没发生。

举个例子。打翻的茶壶掉落在 3 岁的昆汀脚边，他被壶中的热水严重烫伤。他很快被送进了医院。事后，他的脚上留下了一个明显的伤疤。在烫伤发生时以及随后的几天里，伤口非常疼痛。您猜猜昆汀是什么反应？他是否深受困扰，是否受到了创伤，是否出现了某些症状？根据雷蒙·格诺《风格练习》中的说法，这样的事件发生后，可能会出现各种各样的情况，因为并没有所谓的"固定反应"。

因对危险缺乏认识而造成的反应缺失

在意外发生后，昆汀没有出现任何反应。这种情况和他幼小的年龄有关。但对于家长来说，这样的伤口特别触目惊心，会引发压力、焦虑以及愧疚之情。

昆汀周围的人把这一意外看得很重，因为他们了解情况的危险程度。但对于昆汀来说，意外发生时他还太小，并没有危险意识。

直到现在，当偶尔有人注意到他的伤口时，他依旧是以一种平静而不带感情的语气来叙述整件事。

"消化"事件后的反应缺失

昆汀没有表现出明显的创伤反应，似乎整个人都挺不错。

这次意外之后，昆汀的父母希望寻求心理医生的帮助，以使他们减轻焦虑和愧疚心，同时也帮助儿子消除创伤后的影响。在外界的帮助下，他们找到了适合儿子年龄和处境的沟通方式。稳重坚毅的昆汀在父母的安慰下，完美地消化了整个事件。此后，他不再有任何反应。

自此之后，昆汀对于滚烫的液体都会格外小心，而且很幸运的是他没有留下长久的心理创伤。

成人眼中的反应缺失

事实上，昆汀对于意外是有所反应的，只不过父母看不到他的症状。有两种情况：一种情况是，昆汀情绪抑郁，但父母并未察觉；另一种情况是，他只在家中没有表现出任何的情绪。

◎ 第一种情况：儿童抑郁

昆汀的父母觉得儿子身上发生的事情很容易"过去"。然而，昆汀其实经历了情绪低落和抑郁，只是父母没有察觉到，因为孩子身上的抑郁往往跟成年人的抑郁不一样。抑郁的孩子并不一定会表现出特别的症状，比如沮丧或哭泣。他们只是不再关心相关事件或者周围的人。这就是心理学上所称的"情绪淡漠"。昆汀的抑郁表现为身体上显著的疲惫以及热情的缺乏。然而，父母并没有将这种情况跟烫伤进行联想。

◎ 第二种情况：情绪掩盖

昆汀并未表现出任何特别的反应，也没有特别谈论这次意外事件。相反，他希望表现出自己坚强、勇敢的一面，以免引起父母的担心。但是，他在学校里画的画，引起了老师的警醒。所以，老师通知了昆汀的父母。

昆汀在创伤后产生的压力没有让周围的人发现，因为能表现他情绪的画作都放在学校里，家人并没有看到。

◎ 因意外不常见而引起的反应缺失

在烫伤发生后的几个月甚至几年里，昆汀都没有任何异常表现。两年后，一锅烫水被打翻，浇到妈妈身上，好在后果并不严重。但是昆汀当时也在场，这个场景对他来说是极具伤害性的。

事实上，几年前的意外让昆汀变得具有脆弱倾向。这种脆弱在某个单一事件上可能不会显露出来，但当烫伤这类意外再次发生时，即便昆汀只是作为目击者，也会感受到严重的伤害。

总之，在孩子们经历意外之后，作为成年人的我们不应该光等着他们表达出来，或是等着发现他们行为上的特殊表现。因为有时候，孩子们在经历事情之后，和我们成年人的表现是不一致的。

但在其他情况中，家庭意外有时会是孩子身上一些不可忽视的反应的来源。因此，我们必须采取措施帮助他们。

3. 儿童不同的反应类型

孩子在经历或目击意外事故后，不一定立刻会有反应。从事件发生到他们身上表现出某些症状或创伤后的反应，这之间可能会有或长或短的间隔（几小时、几天甚至几个月）。然而，时间越久，我们就越难意识到意外与孩子反应之间的联系。

再次重申，我们不应当等着孩子有反应，或者说，等着孩子出现我们预计的反应。

再举小昆汀的例子。您应该还记得吧，他在 3 岁时，经历了严重的烫伤事件，他是此次事件的受害者。但是，这场遭遇让他感到非常害怕和无力，这种影响之后还会以不同的症状表现出来。

意外场景的重现

昆汀可能会以不同的形式再次"经历"意外场景，比如：

· **经常回想起意外发生时的情景**，在记忆中重新构筑或串联起当时的画面。

· **脑海中反复出现记忆的闪回**，或各类幻觉。

· **绘制图画**，以自身经历的意外或其他烫伤场景为内容，例如打翻热茶的女性或是身上有大块伤疤的孩子。

· **玩模拟游戏**，在玩过家家或其他模仿游戏时，会把意外事件当作场景，甚至会在其中加入不同的人物，将他们假想成未来烫伤的受害者。

- **做噩梦**，或梦中反复出现一些可怕的场景，而这些噩梦的内容可能并不十分清晰明了。

- **害怕意外会再次发生**，每次看到别人喝热饮时都会有这种担忧。

回避反应

昆汀也可能会出现回避反应，比如：

- **讨厌遇到**某位女邻居，因为意外发生时她在场。

- 当他需要独自去厨房时，**变得非常惊恐**。因为那里是他曾被烫伤的地方。

- **遮掩痛苦的回忆**，在涉及该事件相关话题时，会表现出对当时情景的部分或全部遗忘。

其他反应

昆汀也可能出现一些其他反应，比如：

- **出现睡眠障碍**，入睡困难、怕黑……

- 身体不同部位感觉**疼痛**（头痛、腹痛等），这种疼痛往往剧烈而反复。

- **容易生气**，并且特别暴躁。

- 出现**行为障碍**：具有攻击性或态度蛮横、极度活跃、极度警惕（缺乏信任感或偏执）。也可能相反，逃避与他人相处，喜欢独处，行动特别迟缓。

- 经常性地**难以集中注意力**。

· 感到**惊恐**，会因为一些小事而暴躁。

· 对于曾经喜欢的活动**丧失热情**。

· 出现**行为倒退**，例如可以控制大小便后又出现尿湿，想要
  和父母同床睡或吮吸手指。

如您所知，对于孩子周围的人来说，各种可能出现的反应并
不容易辨识。然而，对于孩子的成长和行为方式的养成，幼儿阶
段是至关重要的时期。

因此，当孩子受到创伤之后，我们需要特别留心倾听他们的
心声，不要忽视他们的遭遇。我们还应当努力用有效的方式引导
他们，避免他们出现抑郁情绪。

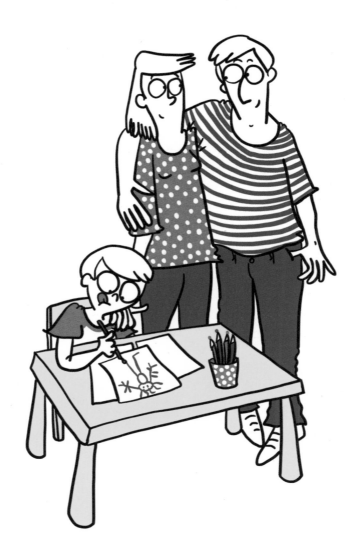

第二章
成人角度

子们在意外中受到创伤，这对成人也具有伤害性。作为父母，孩子的创伤会在后续的几个月里持续对我们造成很大的压力。

亲爱的父母们需要注意：在孩子发生意外后的几个月内，我们的焦虑会进一步加剧孩子的创伤，我们自身受到的伤害也会成为孩子受伤的来源。因此，我们的反应、态度和行为会特别重要。我们可以对自己提出怀疑，并且应该勇于承认我们也需要帮助。

在创伤事件之后，如果想要帮助孩子重新找回自我、树立自信，那么我们应当做好准备——最先要关注的就是我们自身，不要表现出脆弱，才能更好地陪伴孩子。

1. 需要避免的反应

我们写此书的目的并不是评判对错，恰恰相反，是希望能够给您提供一些有用的建议，从而更好地处理此类情况。作为父母，我们希望自己称职，但有时候事与愿违，想要做好，事情却变得更差。

事实上，生活中总会有人"哪壶不开提哪壶"！我们必须引以为戒。那么，哪些是我们需要避免的行为呢？

1）强迫孩子表达

很多时候，我们的孩子没有足够的语言能力或行为能力来表达他们的所感所知。尤其是幼儿，他们无法用语言表达情感或表述想法。

然而，我们却总是执着于让他们说话，希望他们能够释放出自己的情绪。但是，亲爱的父母们，您需要知道，语言并不能解决孩子的所有伤痛，因为有时候孩子并没有能力表达。不要向他们提出类似于"你有什么感觉"之类的问题，因为强迫他们表达，其实是给他们造成"二次创伤"。

我们应当表明，自己乐于倾听他们的想法，乐于与他们进行讨论，但并不强迫他们讲话。

2）掩饰与意外相关的内容

这种反应与强迫孩子表达正好相反。避免谈论意外，拒绝提起与此相关的一切，这样做的原因很简单：我们不忍心孩子再次遭受痛苦。

掩饰创伤是一种自我保护的方式，比如拒绝直面孩子的不幸遭遇。这是一种十分正常的防御机制。

但是，我们不能因为孩子们还太小，就觉得不适合在他们面前提及创痛的经历。不要害怕提起发生的意外，即使它会引起我们不好的回忆。因为，意外既然已经发生，我们就无需回避。

3）负罪感

负罪感是父母经常会有的一种反应，这也是完全正常的。无论父母在场或不在场，这种负罪感都有可能发生。

在第一种情况中，我们会责怪自己作为父母却没能阻止意外发生。但是您要知道，父母并不是超人，对于意外也无能为力。不要让其他人的眼光或判断影响到我们。作为父母中的一方，应当避免与另一方出现争执或表现出紧张情绪。如果意外发生时是另一方在场，我们也不应当责备对方。

在第二种情况中，我们会责怪自己不在场，因而没能保护好孩子。作为保护人却无法保护好自己的孩子，这种想法会引发我们的负罪感。再一次强调，记得告诉自己，发生的事故纯属意外。负罪感是人类十分正常的情感，但并不会帮助我们更好地陪伴孩子、抚慰孩子。相反，负罪感会引发其他的反应，例如攻击性。

所以，尽量驱散这种情绪。如果有必要，可以向家人、朋友或者专业人士进行倾诉。

4）过度保护

父母，作为合格的保护人，像老母鸡一样想要保护自己的小鸡仔免得意外再次发生，这有什么不对的吗？保护，当然是对的，但是千万别过度保护！不要让自己完全被焦虑和恐惧占据！

"不许这么做！""小心！别动！""过来！不要碰！"这些

都是过度保护。

家长过度保护，给孩子施加一系列禁令，这完全是一种倒退性的方式，会使孩子变得幼稚，甚至阻碍他们的成长。所以，不要因为孩子曾经摔得很重，就在日后他们每次跌倒时都飞奔过去搀扶。他们可以依靠自身的力量站起来，即便某天我们不在场，他们也不至于孤立无依。

5）家长溺爱

做善于安抚的家长，但不要过度溺爱！父母天性促使我们总想要尽一切可能抚平孩子的伤痛，减轻他们的压力，但有时方式并不恰当——不过这些都是基于人类天性的常见行为，无需过多责备。

例如，在孩子做噩梦后将其抱到父母的床上，这也许并不是最好的解决方式。我们不应该把孩子放到自己身旁，我们应该去到他身边，给予鼓励与安慰，和他聊天，或将他抱入怀中。

有时候，也会发生这样的情况——在孩子遭遇意外之后，父母会纵容孩子的撒娇："你不想吃蔬菜啦？没关系，我给你弄点儿土豆吧。"

我们应当避免这种行为，确保教育模式的持续性。如果向孩子的撒娇行为妥协，就会让他们主导话语权，他们甚至觉得拥有凌驾于成人之上的权力。意外对孩子们来说并不常见，这会让他们十分不安，只有正确的引导才能使他们有安全感。否则这种不安的状况会加剧整个事件的后果，给孩子造成更大的创伤。父母试图掩饰溺爱就和否认过度保护一样，是可以理解的正常反应，但我们还是应当及时自我检讨，大胆向周围人寻求指导，让我们的行为对孩子创伤后的恢复更有利。

重要的并不是获得特定的解决方案、特定的建议或者特定的正确反应，而是应当根据孩子的特点寻找办法，善于倾听他们的心声，从而调整我们自身的做法。

2. 优先采取的做法

您是否期待我们向您提供一些具体建议，以便孩子在日常生活中遭遇创伤后，可以采取正确的应对方式？但是您要明白，没有唯一固定的答案。下面提供的仅是几条指导性的建议。

1）沟通与安慰

无论孩子年龄多大，我们都应当重视亲子间的交流，让孩子知道我们乐于倾听。即便对方只是一个婴儿，并不会说话，但是通过我们说话时的语气、安慰时的温柔，他也能够明白我们的意思。

在时机成熟后，不要害怕提及意外，不要害怕触及孩子的感情和反应。意外已经发生，假装什么事情都没有是无济于事的。例如，如果孩子做噩梦，我们应当告诉他们，做噩梦是正常的，任何人遭遇意外都可能做噩梦，但这不会持续很久，他们不需要担心。

应当让孩子知道，我们重视他的情绪，理解他的恐惧。但是要注意，重视孩子的情绪并不等于夸大事态。我们可以倾听、理解和安慰他，降低意外产生的伤害。例如，我们可以告诉他不用担心，我们会帮助他，陪在他身边，一切都会过去，会变得越来越好。

我们也可以通过一些手势、动作来安慰他，特别当他还是小宝宝时（青少年一般对这种爱抚动作不会那么敏感），关心他、亲亲他，或者更简单的——花更多时间陪伴他，让他知道我们就在身旁。

2）抽出时间

这一点说起来很简单，当孩子受到伤害的时候，抽出时间陪伴他。然而，生活在我们这个时代，"抽出时间"正在变得越来越困难，因为我们工作繁重，许多人总是电话不离身，下班后基本筋疲力尽。

尽管如此，我们还是要抽时间倾听孩子的心声，解答他们的疑惑。告诉孩子，如果有什么想要表达的，任何时候都可以说出来。另外尽量简明扼要并且诚实地回答他的问题，不要为了安慰他而撒谎，也不要许下一些无法兑现的承诺。如果暂时无法回答，也不要害怕告诉对方实情。

要想让孩子相信我们，我们先要对他坦诚以待。

3）建议

和孩子在一些敏感问题上交换意见时，我们不应该提出具有暗示性、引导性的问题。换言之，不要对问题提前预设期待的答案。如果孩子感觉受到影响，可能就不会做出自然的回答。因此，尽量使用中性的表达提出问题，了解孩子看到的、遭受的与感受的，然后让他用自己的语言进行表达。孩子说的话通常是情感的反应。如果他难以进行合适的表达，我们可以建议性地提供一些回答的关键词，帮助他找到接近自己想法的词语。例如，可以这么跟他说："如果我也经历了这些事情，我很可能会有这样或那样的感受，那你呢？"当然，不能以此来诱导某些回答。此外，用第一人称进行交流，让孩子可以感受到，我们在设身处地为他们考虑。

4）认同感

大胆地引用自己或周围人经历过的类似情况。例如，可以这么跟他说："在比你稍微大些的时候，我也曾烫伤过，我当时的反应是……"这可以让孩子了解到，原来不只他一个人发生过这样的事情。这种认同感会使作为父母的我们在孩子心中产生亲切的形象，将我们视作参考或榜样。他会认识到，父亲、母亲或亲近的长辈曾在过去有过相同的经历，而现在他们依旧很好、身体健康。

5）不同谈话者的作用

不需要全家人都介入进来，或让所有人都参与谈话。如果父母、祖父母、叔叔、婶婶和各个亲戚都来谈论遭受的意外，孩子会感到压抑。所以，我们建议确定一位优先的谈话人，一个可以让孩子感到信任、可以畅所欲言、可以释放出自己的害怕和忧虑的人。

我们也建议孩子接受除父母外其他人的帮助，这个人能够让他畅所欲言，可以是姨妈、全家的某位朋友或是保姆。这种方法可以提高孩子对于意外环境的敏锐性。这是十分必要的，尤其是当孩子上学之后，他们可以大胆地向老师反映问题。

此外，咨询专业人士——比如孩子不认识的心理医生，这也是有益的。父母有时并不敢寻求专业人士的帮助：对于一部分父母来说，这就像是承认自己没有能力帮助孩子；对于另一些父母来说，对心理医生的印象就是在沙发上坐着以及无尽的沉默。亲爱的父母们，快快抛掉这些想法吧！咨询专业的心理医生说明我们有能力正视自己，说明我们希望孩子得到专业人士的帮助。更何况，有时候仅仅一次咨询就可以解决问题。何必让事情变得更复杂呢？在发生意外后尽早介入，可以很大程度上减少孩子的痛苦。

最后，心理咨询不仅适用于经历过意外事故的孩子，对于父母或目睹意外发生的孩子来说也同样有帮助。

帕特里克和爱娃向我们讲述了儿子莱奥的事情。4岁的莱奥手部被严重烫伤。出院后，这对父母不仅要照顾儿子的身体，还必须应对他的创伤后反应。帕特里克和爱娃告诉我们，精神上的压力让儿子不停地做噩梦，而目睹意外发生的大女儿对此拒绝谈论，这一切让夫妇俩感到手足无措。于是，他们想要求助于心理医生，打算让家中所有成员都接受咨询。如今，他们觉得当初接受心理咨询的这个决定非常正确。

不论怎样，我们的支持对于孩子战胜创伤是至关重要的。

总 结

每一个周六下午一样，科莱丽、尼古拉、塞西尔和瓦伦蒂娜聚在一起喝茶。他们都是当祖父母的人，有了可爱的孙辈。他们聊起自己的英勇事迹来，可是滔滔不绝。

塞西尔说，她的外孙女罗拉怀上了第一个孩子，自己将要成为曾祖父母。处在孕期的罗拉不久前参加了一个急救培训。这并不是她第一次参加培训，在小学、初中和高中阶段她都曾参加过急救培训，之后考驾照时以及去年在公司工作时也都曾参加过类似培训。

"真是太惊险了！"塞西尔回忆起 30 年前的往事：她的女儿蕾亚，也就是罗拉的妈妈曾经吞下过姐姐玩偶上的珍珠，之后整个脸都发青了，这让塞西尔无比担忧！在那个时代，还很少有人接受过急救培训。时代在变化，如今，99% 的人对急救知识都非常感兴趣！

突然，旁边一桌人骚动起来。一位 60 多岁的男子心脏病突发。尼古拉走过去，发现男子没有了呼吸，于是赶紧呼叫救援，然后开始做心脏按压。他让瓦伦蒂娜去把茶室另一扇门旁的除颤器拿来。5分钟后，救援人员赶到，开始了救援接力。得益于尼古拉的及时介入，救援人员成功救活了病人。

如果您没有参加过急救培训，请赶紧报名，带上保姆，告诉家人、朋友急救的重要性。记得把我们这本书送给他们，满足他们的需求！这样，更多的人能够获得急救知识，更多的生命可以被拯救！

我们希望您能够通过阅读此书，获得宝贵的建议，在面对危险时不再不知所措。当然，我们更希望您的孩子永远不会遭遇意外。所以，希望您能够遵循书中与防御危险相关的所有建议，学会评估各种情形的危险性，一旦有时间或有机会就去接受急救培训。我们无法预计到所有的危险，不过幸好，您已掌握救治的方法，当孩子或周围人遇到危险时可以提供急救。所以，如果您日后遇到有人遭受意外伤害，请大胆提供帮助，因为真正的危险是什么也不做！

备忘录

急救电话：120（紧急医疗救护）、119（消防队）、112（欧洲急救电话）

婴儿：0 ~ 1 岁，根据身材判定。

儿童：1 ~ 8 岁，根据身材判定。

成人：8 岁以上，根据身材判定。

创伤：不要移动受害者，让孩子在摔倒后自己站起来。

出血：3A 原则（按压——躺平——求助）。

烫伤：立刻用流动的常温水进行降温。

触电：切断电源，不要触碰受害者。

中毒：不要催吐，不要喂水。立刻拨打救援电话。

部分阻塞：鼓励孩子咳嗽，不要拍背，不要喂水。

完全阻塞：交替进行 5 次拍打和 5 次按压。

身体不适：让病人休息，对其提问，呼叫急救。

失去意识：病人如果失去意识，但能呼吸——将其转向一侧。

心跳暂停：病人如果失去意识并且无呼吸——求助、按压、除颤、按压。

心脏按压：每 30 次胸外按压配合 2 次人工呼吸。

除颤：除颤器会告诉您所有步骤，请遵照提示进行。

附录

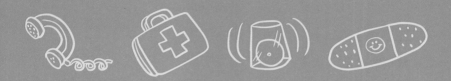

家中潜藏的危险

小测试

我们需要记住的号码

热门旅游国家急救电话

紧急情况速查

家庭备忘录

家中潜藏的危险

房间

1. **床**：婴儿床上绝不要使用羽绒被、枕头或其他危险物品（至少确保婴儿出生的头几年都不要使用），因为有可能会引起婴儿窒息。

2. **窗户下的椅子**：小心窗户旁边的椅子，小孩瞥见后可能爬上椅子打开窗户。

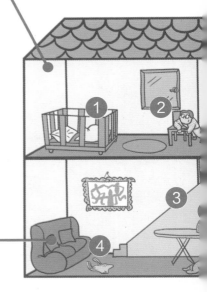

客厅

3. **楼梯（无论高矮）**：立刻装上护栏，避免孩子掉落发生危险。

4. **客厅内的塑料袋**：塑料袋会引起多种危险，如窒息危险，踩在上面时滑倒。

5. **熨斗**：要特别小心！孩子拉扯电线会让熨斗落下造成砸伤，同时还可能引起严重烫伤。

6. **插座**：孩子可能会把手指伸进插座孔，可以考虑使用安全插座，告诉孩子插座的危险性，教育他们不要触碰。

浴室

7. **吹风机和剃须刀**：使用上述电器后请立即拔下插头，电和水相遇可不是好玩的。

8. **洗漱台上的洗漱用品**：洗漱用品往往色彩鲜艳，外表诱人，它们可能会被当作是糖果。请把它们放回包装内，放到孩子触不到的地方。

9. **打开的窗户**：孩子可能会通过浴缸，爬上打开的窗户。

厨房

10. **圆桌**：把小刀放到孩子接触不到的地方，以免受伤。

11. **电水壶**：孩子可能会拉扯电线。如果空电水壶掉落，可能会引起砸伤；如果水壶是满的，还可能会烫伤；另外，电线遇水可能会引起触电。

12. **家庭清洁用品**：把家庭清洁用品放到隐蔽的地方——高处或带锁的壁橱里——否则，孩子可能会因吞食这些化学物品而引起灼伤。请购买安全瓶塞，做好双重防护。

13. **平底锅**：谁又忘了把平底锅的把手放到靠墙的一侧？！孩子可能会打翻平底锅，触到加热板烫伤自己。

14. **烤箱**：烤箱关闭后，不要把孩子单独留在附近。

小测试

做个小测试，了解自己的掌握程度！（不定向选择题）

1. 孩子出血严重时，您应该怎么做？

　　a）把孩子放平。

　　b）按住孩子的伤口。

　　c）不要触碰孩子。

2. 孩子误吞了漂白水，您应该怎么做？

　　a）帮助孩子吐出来。

　　b）给孩子喂水。

　　c）拨打急救电话。

3. 我国的急救号码是多少？

　　a）117。

　　b）120。

　　c）119。

4. 孩子吃东西呛到了，大声喘气，您应该怎么办？

　　a）帮助孩子咳出来。

　　b）给孩子喂水。

　　c）让孩子躺平。

5. 孩子喘不上气，但没有哭，您应该怎么办？

　　a）给孩子做心脏按压。

　　b）拍打孩子背部。

　　c）拨打急救电话。

6. 孩子失去意识但还有呼吸，您应该怎么办？

　　a）给孩子做心脏按压。

　　b）让孩子往一侧躺。

　　c）做口对口人工呼吸。

7. 孩子失去意识和呼吸，您应该怎么办？

　　a）给孩子做心脏按压。

　　b）让孩子往一侧躺。

　　c）拨打急救电话。

8. 下列哪个场所最可能找到心脏除颤器？

　　a）机场／火车站。

　　b）药店。

　　c）医生家。

9. 孩子身体不适，您应该怎么办？

　　a）拍打孩子背部。

　　b）让孩子休息。

　　c）拨打急救电话。

10. 孩子从自行车上掉下来，说胳膊很疼，您应该怎么做？

a）告诉孩子不要动。

b）帮助孩子站起来。

c）拨打急救电话。

答 案

1. a 和 b	6. b
2. c	7. a 和 c
3. b 和 c	8. a 和 b
4. a	9. b 和 c
5. b 和 c	10. a 和 c

我们需要记住的号码

紧急求助电话

120： 紧急医疗救护

110： 公安报警电话

119： 消防队——致力于救火和拯救人员生命

112： 欧洲急救电话

122： 交通事故报警

999： 香港与澳门急救报警电话

114： 万能的查号电话

12395： 水上遇险求救电话

12110： 公安短信报警号码（适用于听力障碍人群的急救电话）

12119： 森林防火报警电话

此外还有

12345： 非紧急救助中心

12117： 报时服务

12121： 天气预报

12306： 全国铁路客服中心

注：此页内容为编者根据中国国情所编写。

旅游热门国家急救电话

法国： 15、18 或 112

德国： 112 或 110

英国： 999、112 或 101

奥地利： 114 或 112

比利时： 112

瑞典： 112

瑞士： 112

丹麦： 112

西班牙： 061 或 112

葡萄牙： 112

爱沙尼亚： 112

芬兰： 112

希腊： 112 或 166

匈牙利： 112 或 104

伊朗： 999 或 112

以色列： 101 或 100

冰岛： 112

意大利： 112 或 118

挪威： 112 或 113

荷兰： 112

波兰： 112 或 999

立陶宛： 112

卢森堡： 112

罗马尼亚： 112

俄罗斯： 101、102 或 103

马来西亚： 112

缅甸： 199

日本： 119 或 110

韩国： 119 或 112

美国： 911

土耳其： 112 或 155

澳大利亚： 000

印度： 100、101 或 102

加拿大： 911

新加坡： 999 或 995

巴西： 190 或 192

紧急情况速查

家庭备忘录

家庭备忘录

家庭备忘录

家庭备忘录

家庭备忘录